歯周外科

見て学んで始めるガイド

歯周基本治療から
手技習得のポイント，
術後のケアまで

小方 頼昌 編著
日本大学松戸歯学部 歯周治療学講座 教授

クインテッセンス出版株式会社　2017

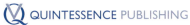

Berlin, Barcelona, Chicago, Istanbul, London, Milan, Moscow, New Delhi, Paris, Prague, São Paulo, Seoul, Singapore, Tokyo, Warsaw

■ 執筆者一覧

小方 頼昌
日本大学松戸歯学部 歯周治療学講座 教授

中山 洋平
日本大学松戸歯学部 歯周治療学講座 専任講師

高井 英樹
日本大学松戸歯学部 歯周治療学講座 専任講師

五十嵐 恵
日本大学松戸歯学部付属病院 歯科衛生室

クインテッセンス出版の書籍・雑誌は，歯学書専用通販サイト『歯学書.COM』にてご購入いただけます．

PCからのアクセスは…
歯学書 検索

携帯電話からのアクセスは…
QRコードからモバイルサイトへ

序文

　歯周治療は，切除療法からより審美性を追求した再生療法，マイクロスコープを使用した歯周形成手術へと変遷しており，治療法の変化は目覚ましいものがある．しかし，初診で来院した患者さんに対して，適切な歯周病検査を行い，現在の歯周病の症状を十分に説明し，治療計画に従って，ブラッシング指導，スケーリングを中心とした歯周基本治療をまず徹底して行うことが，歯周治療の中で重要な位置を占めることは，今も昔も変わらないと思われる．

　歯周病は国民の80％以上が罹患しているにもかかわらず，歯周病を主訴とした歯科医院の受診率は低い．歯周病の多くは，歯肉炎や軽度慢性歯周炎であることから，歯周治療の中で最も活躍するのはやはり歯周基本治療である．しかし，その中で口腔内の一部分に進行した歯周炎が認められたり，全顎にわたる重度慢性歯周炎や侵襲性歯周炎の患者さんが来院されることは日常臨床の中で必ずあり，前歯部の歯肉退縮等の審美障害を主訴に来院される場合もある．そのため，一部の患者さんに対しては，歯周外科治療を行う必要性が生じ，そのようなときに，わかり易く解説した歯周外科のカラーアトラスがあれば歯周外科治療の一助になると考えた．また，歯周外科治療前に行う歯周基本治療に関しても充実させたつもりである．

　本書は，解説は必要最小限に抑え，写真を大きく配置して，読者に分かりやすく作成したつもりである．また，滅菌や手術前のドレーピング等，手術の準備や片づけに対応する歯科衛生士にも役立つように配慮を行った．前著「失敗しない歯周外科─キュレッタージから再生療法まで─」を國松和司先生と共に出版してから10年が経過し，今回，その改訂版として当講座の大学院を卒業した中山，高井，そして長年付属病院歯周科に勤務した五十嵐歯科衛生士と共に本書を作成したが，何分著者らの薄学のため，不十分な内容の部分もあると考える．新たに歯周外科を学ぶ臨床医，臨床研修医，歯科学生の皆様にとって，本書が良き手引き書となることを期待しており，今後多くのご意見，ご批判をいただき，より良い内容に改訂していくつもりである．

　なお，本書の執筆は第1, 5, 8, 10, 11, 15, 16, 20, 21章を小方，2, 3, 4, 6, 7, 22章を五十嵐／小方，9, 13章を中山／小方，12, 14章を高井／中山／小方，17, 18章を高井／小方，19章を中山が，それぞれ担当した．

　最後に，本書の出版にご尽力いただいたクインテッセンス出版の小野克弘氏に厚く御礼申し上げたい．

平成29年8月吉日

執筆者を代表して　小方頼昌

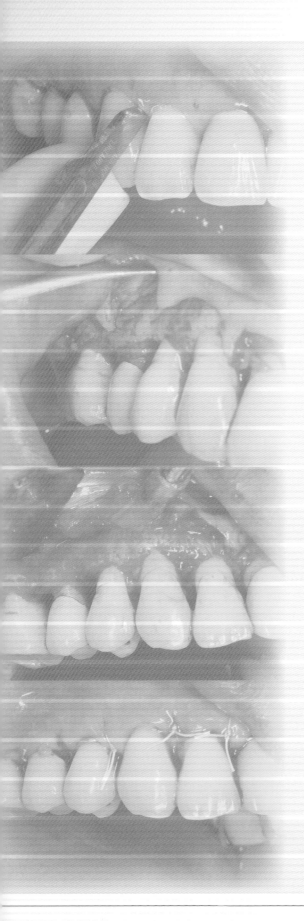

CONTENTS

目 次

1. 歯周治療の進め方 6
2. 歯垢染色 12
3. 口腔衛生指導，歯ブラシと補助清掃用具 16
4. スケーリング・ルートプレーニング，PMTC 26
5. 歯周外科治療の種類と目的 32
6. 術前の器具の準備 36
7. 患者への術前・術中・術後の配慮 44
8. ドレーピングと手指消毒 50
9. 麻酔 56
10. キュレッタージ，新付着術 66
11. 歯肉切除術 72
12. フラップ手術 78
13. GTR法による再生療法 90
14. エムドゲイン®を用いた再生療法 100
15. リグロス®を用いた再生療法 110
16. 遊離歯肉移植術と結合組織移植術 120
17. 縫合 132
18. 歯周パックの使い方 140
19. 術後の投薬 142
20. 抜糸の時期 146
21. 再評価の時期 150
22. メインテナンスとSPT 154

参考文献 162
索　引 163

1 歯周治療の進め方

診断および治療計画の立案に当たっての注意

　歯周病検査の結果を基に診断名を決定し，治療計画を立案する．このとき，歯肉の炎症の程度，歯石の付着状態，歯肉退縮や出血の有無などは，視診でもある程度判断できるため，診断名の決定や治療計画の立案には必ずしも歯周病検査を行う必要はないのではないか？と思う場合がある．しかし，視診だけで判断した場合，コンタクト直下の骨内欠損などを見逃す可能性が高く，正確な診断を下すことができない．そのため，必ず歯周病検査（歯周精密検査）を行い，エックス線写真の結果と併せて診断名を決定し，治療計画を立案することが重要である．

　その際，以下の事項をカルテに記載することにより，治療計画の立案や診断の助けになる（図1-1）．

①歯の動揺度
②プロービングポケット深さ（隣接面および根分岐部を含めた6点法で行うこと）
③ポケット測定時の出血（Bleeding on probing：BOP）
④プラークコントロールレコード（PCR%）の測定
⑤歯肉退縮量（プロービングポケット深さと合算するとアタッチメントレベルとなる）の測定
⑥歯肉の炎症の程度
⑦ポケット探針をポケットに挿入したときの感触（歯肉が柔らかく抵抗なくポケット探針が挿入できる，歯肉が引き締まりポケット探針が入りにくいなど）
⑧BOPの程度（BOP＋：点状，BOP＋：線状の出血線，BOP＋：多量の出血）

　初診時の歯周病検査とエックス線写真の結果から歯周外科治療を含めた初期の治療計画を立案するが，治療計画に沿って歯周基本治療からスタートし，患者の食習慣の違いやブラッシグ技術の差，喫煙の有無など，治療に対する歯周組織の反応性の違い（治癒速度や治療効果の違い）などを勘案し，治療計画をその都度必要に応じて修正する必要がある（図1-2）．

歯周治療の進め方 1

歯周精密検査表

ID：＿＿＿＿＿＿＿＿　　　　Dr名：＿＿＿＿＿＿＿＿
Name：＿＿＿＿＿＿＿＿　　Date：＿＿＿＿＿＿＿＿

発赤・腫脹																
排膿																
1mm以下の付着歯肉																
歯石																
PCR（32％）																
根分岐部病変																
コンタクト																
動揺度		0	0	0	0		0			0	0	0	0			
歯肉退縮	頬側	2	2	2	0		1			1	2	2	2			
	口蓋側	2	2	1	0		1			0	0	0	1			
BOP（出血）	頬側			●												
	口蓋側			●	●											
ポケット	頬側	434	436	538	436		633			336	334	433	438			
	口蓋側	648	633	938	633		333			533	333	435	C36			
		8	7	6	5	4	3	2	1	1	2	3	4	5	6	7	8
		8	7	6	5	4	3	2	1	1	2	3	4	5	6	7	8
ポケット	舌側			688	666	334	333	333	333	333	334	334	535	639	533		
	頬側			586	336	435	336			533	333	333	633	635	679	643	
BOP（出血）	舌側													●			
	頬側			●		●				●	●		●				
歯肉退縮	舌側			2	0	1	0	0	0	1	0	1	1	1	1		
	頬側			1	4	0	0	0	0	0	1	2	2	2	2	2	
動揺度				0	0	0	0		0	0	0	0	0	0	0		
コンタクト																	
根分岐部病変																	
プラーク																	
歯石																	
1mm以下の付着歯肉																	
排膿																	
発赤・腫脹																	

図1-1　歯周精密検査表の一例（後出の症例ではこのベースを抜粋して使用）

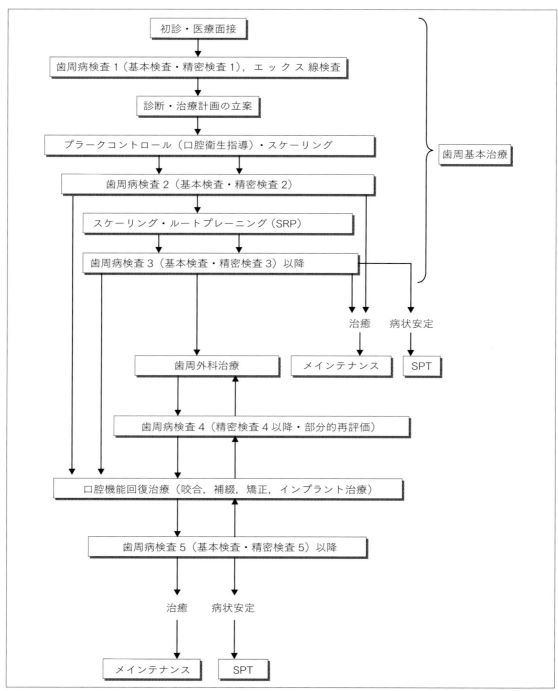

図1-2 歯周治療の流れ

歯周治療の予後に関係する因子

　治療を行う上で，歯冠‐歯根比，根分岐部の形態，歯根の形や長さ，歯槽骨の厚み，歯肉の厚みなどの解剖学的要素は，歯周治療の予後に深く関係する．また前述したが，ポケットを測定する際に，ポケット探針を挿入したときの手指感覚（歯肉に炎症が少ない場合は，挿入時に抵抗感があるが，炎症が強い場合は抵抗感がなく，どこまでも挿入できるような感触）は，BOPとともにポケット内の炎症と現在の歯周病の活動度を示すものと考えられ，歯周病の進行度および治療の判定の重要な指標となる．

　さらに，歯肉退縮量を考慮し，ポケット底部の位置が歯根および歯槽骨頂に対してどのくらいの位置にあるかを，解剖学的に変化しない位置，たとえばセメント‐エナメル境からポケット探針が入る所までの距離（アタッチメントレベル）で確認し，治療方針や術式の決定に役立てるとよい．

　歯周基本治療の中で咬合診査を行い，外傷性咬合を取り除き，必要があれば暫間固定を行う．また，必要に応じて歯周治療用装置を作製し装着する．

歯周外科治療の術式の選択

　歯周基本治療終了後の歯周病検査（精密検査）の結果をもとに，歯周外科治療に移行するが，その場合には以下のことに注意して歯周外科治療の術式を選択する．

(1) 歯周ポケット搔爬術（キュレッタージ）および新付着術（ENAP）は，比較的軽度な歯周炎（骨縁上ポケット）が適応である．

(2) 歯肉切除術は，角化歯肉を切除・除去する手術のため，術後に歯肉退縮や付着歯肉の喪失を生じる危険性がある．そのため，骨欠損を伴う深い歯周ポケットを有する症例や，歯肉退縮の著しい症例などは適応ではない．歯槽骨吸収のない歯肉増殖症などに対する術式である．

(3) 付着歯肉の狭小，小帯付着位置異常，歯肉退縮などの症例では，小帯切除術，歯肉弁移動術，遊離歯肉移植術または結合組織移植術を選択する．

(4) 歯槽骨吸収を伴う深い歯周ポケットが存在し，歯槽骨に対する処置が必要な症例には，歯肉剥離搔爬手術（フラップ手術）や歯周組織再生療法（GTR法，エムドゲイン®，リグロス®）を選択する．

生物学的幅径

　正常な歯周組織の場合，歯槽骨頂から歯冠方向に約1 mmの結合組織性付着，さらに約1 mmの上皮性付着があり，約1 mmの歯肉溝が存在する．歯槽骨頂上の結合組織性付着および上皮性付着の幅（約2 mm）を生物学的幅径（Biologic width）と呼び，約2 mmの健康な歯根面が歯槽骨頂上に存在することが，正常歯周組織を維持するために必要である（図1-3）．

　そのため，歯肉縁下う蝕などで生物学的幅径が侵襲された場合には，歯冠長延長術（歯肉剥離掻爬手術）を行い，生物学的幅径を確保するために歯槽骨の削除および整形を行う必要がある．

　歯冠中央部での歯槽骨頂から歯肉頂までの平均的な歯肉の厚さは約3 mm，歯間乳頭部では4.5〜5 mmである．両部位の生物学的幅径は同じであることから，歯間乳頭部は歯冠中央部に比べ歯肉溝が約2 mm深い（歯肉が約2 mm厚い）（図1-4）．Tarnowらは，コンタクトポイントから歯槽骨頂までの距離が5 mm以下であれば，歯間乳頭歯肉は歯間乳頭スペースを完全に満たすことができるが，6 mmでは56％，7 mmの場合，歯間乳頭スペースを満たす割合は37％であると報告した．そのため，前歯部の補綴物の作製および形態を決める際には，この値を考慮してコンタクトポイントの位置を決定するとよい[1]．

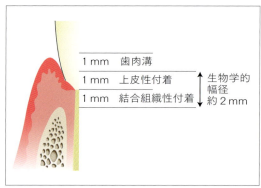

図1-3　生物学的幅径

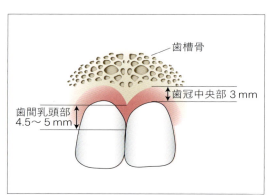

図1-4　歯間乳頭部は歯冠中央部に比べ歯肉が約2mm厚い

Miller（ミラー）の歯肉退縮の分類

根面被覆のために遊離歯肉移植または結合組織移植を行う際には，ミラーの歯肉退縮の分類[2]を参考にするとよい（図1-5）．

クラス1　歯肉歯槽粘膜境（MGJ）に至らない歯肉退縮で，歯間隣接部の軟組織や骨の喪失のないもの．100% 根面被覆が可能である．

クラス2　MGJ に至る，または超えた歯肉退縮で，歯間隣接部の軟組織や骨の喪失のないもの．100% 根面被覆が可能である．

クラス3　MGJ に至らない，または超えた歯肉退縮で，歯間隣接部の軟組織や骨のわずかな喪失がある，もしくは歯の位置異常のあるもの．部分的な根面被覆しか望めない．

クラス4　MGJ に至らない，または超えた歯肉退縮で，歯間隣接部の軟組織や骨の喪失が著しく，歯の位置異常のあるもの．根面被覆は期待できない．

ミラーは，クラス1およびクラス2の歯肉退縮では完全な根面被覆が可能であるが，クラス3では部分的な根面被覆，クラス4の歯肉退縮では，根面被覆は期待できないとしている．

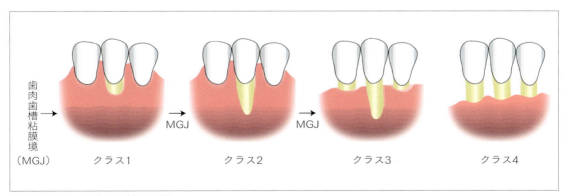

図1-5　ミラーの歯肉退縮の分類

2 歯垢染色

歯垢染色とは

口腔内の歯垢(プラーク)を赤や青で染め,歯垢をより見やすくし,歯面清掃の補助や歯面清掃指導に用いるものである.市販の形態としては液剤,錠剤,ジェルタイプのものに大別されるが,歯磨剤に添加されているタイプ,古い歯垢を青,新しい歯垢を赤と2色で染め分けるタイプなども発売されている(図2-1〜5).

Plaque Control Record(PCR)とは

O'Leary のプラークコントロールレコード(Plaque Control Record : PCR)は,歯を近心,遠心,頰側(唇側),舌側の4ブロックに分割し,歯頸部歯面に付着した歯垢を,歯垢染色剤で染色することで確認する.付着している量や区域に関係なく,付着していればカウントし,最終的に歯垢が付着していたブロックの数を全体のブロックの数(残存歯数×4)で割ることによって,個人のPCRを出す.

開発者である O'Leary は目標値を10%以下としたが,一般的には20%以下を目標とする[3].

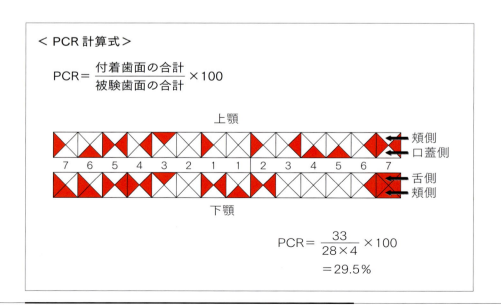

＜PCR計算式＞

$$PCR = \frac{\text{付着歯面の合計}}{\text{被験歯面の合計}} \times 100$$

$$PCR = \frac{33}{28 \times 4} \times 100 = 29.5\%$$

歯垢染色

＜歯垢染色剤の種類と使い分け＞

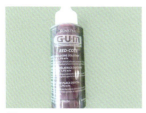
図2-1

①**液タイプ**（綿球，スポンジにつけて使用：図2-1）
　利点：流動性が良いため，容易に全顎が染められる．歯垢の表面が染まるだけではなく，少し深くまで染めることが可能．
　欠点：口腔内をよく乾燥させてから使用する必要がある（流動性が良いので粘膜まで流れてしまう）．塗布時にテクニックを要するため，ホームケアでの使用は難しい．

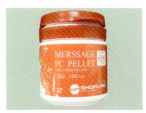
図2-2

②**一体型タイプ**（染色剤を含むスポンジ入り：図2-2）
　利点：スポンジや綿球を用意することがなく準備が簡単である．容器も使い捨てになっているため，清潔を保てる．
　欠点：口腔内をよく乾燥させてから使用する必要がある．隅々まで塗布するためには歯面を擦る必要がある．塗布時にテクニックを要するため，ホームケアでの使用は難しい．

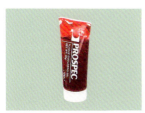
図2-3

③**ジェルタイプ**（綿棒，歯ブラシにつけて使用：図2-3）
　利点：歯ブラシや綿棒に塗布しても流れ落ちないため，ホームケアとして使用できる．
　欠点：細かい部位の染色には向かない．使用する量が多い．

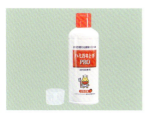
図2-4

④**うがい薬タイプ**（含嗽剤として使用：図2-4）
　利点：簡単に使用できる．ホームケアに向いている．
　欠点：細かい部位の染色には適さない．口腔内全体が赤く染まるため，舌，頬粘膜，口唇も赤くなる．

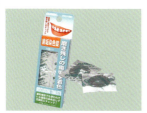
図2-5

⑤**錠剤タイプ**（噛んで使用：図2-5）
　利点：口腔内に入れて噛んでもらうため，集団指導に適している．衣服を汚したりする可能性が低いため，小児にも使用できる．
　欠点：細かい部位の染色には適さない．口腔内全体が赤く染まるため，舌，頬粘膜，口唇も赤くなる．

☆歯垢染色剤にはさまざまな種類があるため，患者の口腔内状態や，指導を行う状況に合わせて使用する薬剤を選択する．
☆ホームケアとして患者に勧めるのは，ジェルタイプや洗口液タイプがよい．

歯垢染色を行うことの利点

（1）患者のモチベーションアップ

　歯垢は歯と同色であり付着状況を確認するのは困難である．そのため患者は歯垢が付着しブラッシングが不足していても，磨けていると思ってしまうことが多い．染色で患者自身に磨き残しを見せることでモチベーションアップにつながる．また，染色を行う歯科医院はあまり多くないため，患者の「やってもらった感」満足度に直結する．

（2）術者の技術不足の解消

　歯垢付着状況が確認しづらいことを考慮すると，術者側にも不利である．スケーリング，PMTCを完璧に行ったと思っていても，除去しきれていないことも多い．しかし，歯垢染色をしていることで，仕上がり確認時に取り残しを防ぐことができる．

（3）精密検査の算定

　歯垢染色は精密検査の算定要件であることから，精密検査の算定にあたっては，必須である．

☆歯垢染色にはさまざまな利点があるが，歯科医院の体制や，患者のモチベーション，口腔内の状態によっては行えないこともあるため，すべての患者に実施しなくてはいけない！と考えるのではなく，必要なときに行える体制を作ることが重要である．

初診のタイムテーブル

①問診（5分）
- 全身疾患（心臓病：とくにペースメーカーを確認，糖尿病：HbA1c など）．
- 1日のブラッシング回数，時間．
- 歯ブラシの形状確認（これは目で確認して気になったことを聞く）．
- 生活習慣，嗜好品（タバコ，お酒，コーヒーなど）

上記は必ず聞く内容．

その他，先生の問診以外で気になったことを聞く．

②口腔内写真撮影（5分）

口腔内写真撮影時には十分な説明を患者に行うこと．

③口腔内観察，歯垢染色（3分）

観察，塗布，うがい，記録を行う．

部分染色だけの場合もある（口腔内状態，患者希望，時間不足など）．

④ブラッシング指導（15分）

歯垢染色状態を説明し，実際の口腔内で指導．この際にホームケアのやり方などをさらに聞き出す．

⑤スケーリング（15分）

超音波スケーラーでラフスケーリングを行い，歯石の位置，付着量を確認する．その後，手用スケーラーを使用して歯石を除去する．歯石の付着状況によってスケーリング部位は調整する．

⑥機械的歯面清掃（PMTC）（10分）

全顎をポリッシングブラシ，ラバーカップで仕上げる．

（歯磨剤は患者の口腔内状態に合わせて選択する）

⑦仕上げ確認（5分）

全顎をミラーで確認し，デンタルフロスでフロッシングを行う．

⑧予約，歯科衛生実地記録用紙の手渡し（2分）

患者さんに渡す用紙はきれいに丁寧に！！

☆口腔内状態に合わせて時間配分を調整する．
☆再診時は「②口腔内写真撮影」がなく流れはほぼ同じ．

3 口腔衛生指導，歯ブラシと補助清掃用具

口腔衛生指導（ブラッシング指導）

　口腔衛生指導の際は，患者の口腔内の状態に合った歯ブラシや磨き方を選択する必要がある．そのためには，口腔内状態をよく観察し，歯周組織の炎症，う蝕の有無，補綴物（義歯，インプラントなど）の状態，咬合，粘膜疾患など患者個々の口腔内状態を把握する必要がある．

口腔内状態の確認

　口腔内写真，研究用模型（スタディモデル），エックス線検査（CTも含む），歯周病検査〔歯の動揺度，プロービングポケット深さ，プロービング時の出血（BOP），プラークコントロールレコード（PCR）〕，歯肉溝滲出液検査，細菌検査，および血清抗体価検査などを組み合わせて行う．口腔内を観察する際は，患者の訴える主訴部位から見るのではなく，頬粘膜や舌，口腔乾燥状態なども観察する．

歯ブラシの選択，磨き方

（1）歯肉炎，慢性歯周炎軽度（図3-1）

　炎症が歯肉にとどまり，骨吸収，アタッチメントロスがほとんどない症例では，歯ブラシの毛先はストレートカット，硬さは普通で，毛の量が多めの歯ブラシなど，プラーク除去効率を優先し，スクラッビング法，1歯ずつの縦磨き法などを指導する．間違った毛先の向きや，回数，時間などはブラッシングによる為害作用を引き起こす原因となるため，歯ブラシの把持方法，動きの幅，ブラッシング圧，回数・時間などを指導する．

（2）慢性歯周炎中等度～重度（図3-2）

　歯肉の発赤，腫脹，出血，排膿，歯槽骨の吸収，動揺などがみられる患者の多くは，ブラッシング時の出血を嫌がる傾向があり「歯を磨くと血が出るから，あまり磨きたくない」と訴えることが多い．出血する原因を説明し，歯周ポケット内に歯ブラシの毛先が届きやすいスーパーテーパード毛（先細）を使用する．毛の硬さは軟毛～普通で，コンパクトヘッドを選択する．歯周ポケット内の清掃，歯肉マッサージを行うため，バス法，1歯縦磨き法などを指導する．バス法はテクニックを必要とするため繰り返し練習をする．

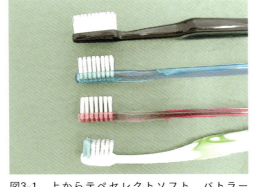

図3-1　上からテペセレクトソフト，バトラー#211・#200，ルシェロ B20M

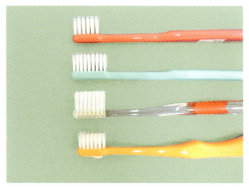

図3-2　上からシステマ44M・42M，バトラー3C，システマゲンキJ

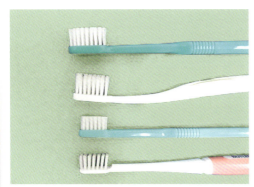

図3-3　上からエラック510ES，ルシェロ OP10，エラック541US，バトラー025S

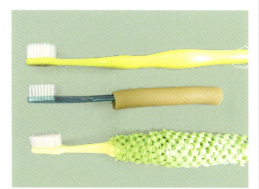

図3-4　柄を握りやすくするためにビニールテープ，ゴムチューブ，滑り止めマットを巻く

（3）粘膜疾患（図3-3）

　痛みを伴う炎症歯肉には毛先がラウンドカット，毛の硬さは極軟，コンパクトヘッドを使用し，歯肉に毛先を当てず，力は入れず動きは細かくする．ルシェロはスクラビング法に近い磨き方．エラックは毛先を歯冠に向けて動かす．

（4）麻痺などの障害（図3-4）

　手指などの障害で細かい動作ができず，プラーク付着，食物残渣が多い高齢者，障害者などは障害の程度に合わせ，その人に合った歯ブラシを選択する．市販の歯ブラシで十分でない場合は，歯ブラシに工夫が必要である．

補助清掃用具①

（1）歯間ブラシ

　歯間ブラシの種類としてストレートタイプ，アングルタイプ，ゴムタイプなどがある．毛の硬さにも違いがあるため患者の口腔内状態，ブラッシングテクニックに合わせた歯間ブラシを選択し，歯間空隙の大きさや使用目的に合わせたサイズを選択する（サイズは無理なく入るものを選択）．

　種類・サイズを決定後，歯間ブラシの挿入角度，動かし方を指導する．無理な使用は歯肉を傷つけ，歯肉退縮や傷からの感染も懸念されるため避けるようにする（図3-5）．

☆歯間ブラシを選択する基準

　4S：0.5mm：健康で引き締まっている．
　3S：0.8mm：繊維性の食べ物がつまる．
　2S：0.8〜1.0mm：食片のつまり．
　S：1.0〜1.2mm：食片のつまり，プラークの付着がみられる．
　M：1.2〜1.5mm：目視で歯間空隙が確認でき，プラークの付着がみられる．
　L：1.5〜1.8mm：歯間空隙が広く黒く影ができる．
　L2〜L4：矯正前便宜抜歯後隣在歯，義歯鉤歯などに使用．

（2）タフト型ブラシ

　タフト型ブラシの使い方は，萌出途中，歯列不整，歯科矯正装置装着者，最後臼歯遠心，インプラント，補綴物周囲，歯間部など歯ブラシでは届きづらい部位にポイント磨きとして使用．細かな操作ができるため一部歯肉に炎症がある場合などにも使用してもらうことができる．ポイント磨きとして使用するため，歯ブラシによる口腔内清掃の併用が必須である（図3-6〜8）．

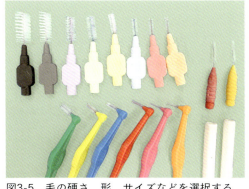

図3-5　毛の硬さ，形，サイズなどを選択する

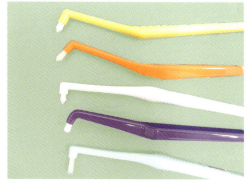

図3-6　上からプラウトS，P-cure，デントEXインプラントケア，テペコンパクトタフト，ワンタフトシステマ

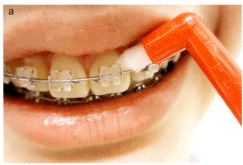
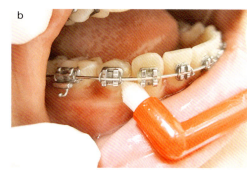

図3-7a, b　プラウト：毛の長さ硬さなどが豊富で水はけが良いのが特徴である．歯列不整部位，矯正装置周囲に使用しやすく，毛の形状が先端に向けて均等にカットされているため歯肉に傷を付けにくい

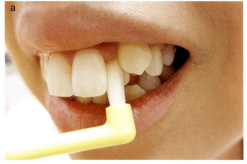
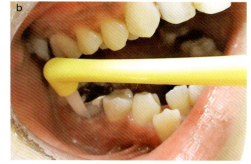

図3-8a, b　ワンタフトシステマ：他のタフトブラシと同様，ポイント磨きとして使用する．ブラシの毛先が細くなっているため，細い空隙，歯肉退縮部位，歯列不整部位のほかに，根分岐部病変や歯周ポケットの一部深い部位などにも使用できる

補助清掃用具②

（1）デンタルフロス

　歯ブラシやタフトブラシ，歯間ブラシでは除去できない細かい隙間に付着したプラークを除去する（図3-9）．

＜ホルダー一体型＞

　弓型，Y字型などがあり操作が簡単である．同じ糸の部分を繰り返し使用するため，不潔になりやすい．比較的高価である．

＜指巻タイプ＞

　指に巻き取りながら使用するため，常に清潔な部分で清掃できる．臼歯部など見えない部位は，指が思うように動かせない患者も多く，テクニックを要する．長さを調節しながら使用できるため比較的安価である．

　なお，咬合面からフロスを通せないブリッジやインプラント，矯正装置装着者には糸の先が硬く，間に挿入しやすいように加工されているフロスを使用する．糸の中間が太くなっているためプラーク除去効率がよい．テクニックを要するため練習が必要である．

（2）舌ブラシ

　歯ブラシを使用し舌を磨くと舌に傷が付きやすいため，舌磨き専用のブラシやガーゼなどで優しく拭うようにする（図3-10）．

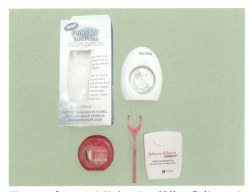

図3-9　プラークを除去したい部位，患者のテクニックに合わせて選択する

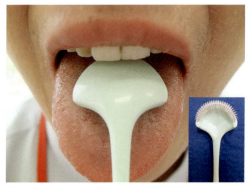

図3-10　ジーシー舌フレッシュ使用

洗口液・歯磨剤

（1）洗口液
消毒液タイプと保湿タイプがある（図3-11, 12）．

（2）歯磨剤
種類が多く患者からの質問も多い．歯磨剤の効能（知覚過敏やホワイトニングなど）を考慮し患者の好みなどで選択する（図3-13）．

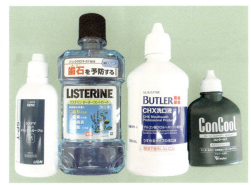

図3-11　消毒液タイプ：ブラッシング前後に使用．ブラッシングの補助剤と考え，洗口だけではプラークは除去できないことを指導し，ブラッシングを必ず行うよう説明する．含有薬品中にアレルギーがないかを確認し長期使用は避ける

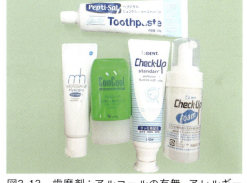

図3-13　歯磨剤：アルコールの有無，アレルギー物質の含有など使い方に注意が必要な商品もあるため，注意事項を患者に伝える

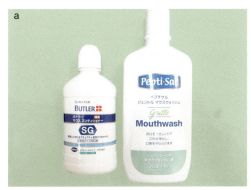

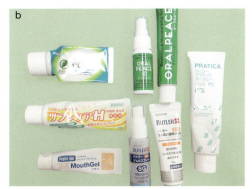

図3-12a, b　保湿タイプ：口腔乾燥症など口の乾きが気になる患者には，アルコールが含まれていない保湿用洗口液を使用する．高齢者の多くは唾液の分泌量が減少し口腔乾燥が著しい場合があるため，注意深く観察する．洗口液で口腔内を湿潤し，ジェルで保護する

患者のデンタルIQ・モチベーションのアップ
（1）患者に対して興味を持っていることをうまく伝える

　デンタルIQ・モチベーションアップは，患者との対話で改善させることができる．いかにして患者が興味を持つ指導ができるかであり，患者の年齢や全身疾患，性格，生活環境との関わりが大きく影響するため，すべての患者のモチベーションを100%にすることは難しい．初診時に比べて「変わった」と感じることが大切で，患者個々のレベルに合わせた指導を心がける．

　興味を持ってもらうためには，患者に対して興味を持っていることをうまく伝えることが重要である．

　たとえば，

「前回，ここが磨けていませんでしたが，今日はどうですか？」

この言葉だけでも，患者は「前回のことを覚えていてくれる」と感じ，多くの患者の中での，特別感をアピールできる．また「前回注意されたことを覚えていてくれるなら，次回までにもっと改善しないといけない」と感じる．このことが，モチベーションアップにつながる．

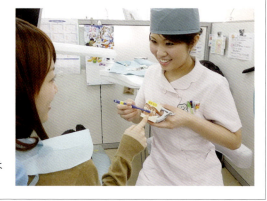

図3-14　ブラッシング指導（TBI）は丁寧に

（2）患者に共感する言葉かけをする

　一見関係ない話でも，そこには多くのヒントが隠されている．
　たとえば，

> 「最近，娘に孫が産まれて家に帰ってきているの，娘と孫の面倒を見るのはすごく大変で忙しいの」

である．この話で注目するところは，患者の感情である．「忙しくて大変であった」としても，孫が産まれて娘が帰ってきて嬉しくない人はいない．忙しくて大変なので「歯ブラシがうまくできていないかも」と先に言い訳をしている．
　この言葉のあとに，患者に伝える言葉は，

> 「おめでとうございます．幸せですね〜．今は忙しくて歯ブラシがおろそかになってしまっているかもしれませんが，大丈夫ですよ．また時間ができたら頑張ればよいのですから」

などである．この話には，嬉しさと後ろめたさをカバーする内容が含まれているため，共感することで患者は嬉しさと次回は頑張らなければという気持ちになり，通院を苦痛に感じにくくなる．

（3）ブラッシング指導（TBI）は丁寧に

　決められたチェアタイムの下では，TBIがおろそかになりがちである．しかし，TBIにこそ多くの時間を割くべきである．365日1日3回のブラッシングは患者本人が行うものであり，重要な治療の一環であることを理解しておく必要がある．TBIを丁寧に行う歯科医院は良い印象を持たれることが多い（図3-14）．

セルフケアでの技術指導

患者が磨きやすい口腔内環境を整えて磨き方を指導する：

　粘膜疾患を有する患者は歯肉に痛みを伴い，歯ブラシが行えないことがある．そのような場合「痛くても磨いてください」と指導しがちであるが，それは患者に求めることであろうか？　痛くて磨けないから歯科医院に来院したのではないか？　しかし，「痛いから磨けない」を黙認していたら疾患は改善しない．

　痛くないブラッシング方法を指導するほかに，患者が磨きやすい口腔内環境を整えることが重要である．患者が磨きやすい口腔内環境とは，バイオフィルムが除去され，プラークが付着しにくい状態のことである．

（1）炎症が強く歯肉の表面がめくれてしまう場合

　歯肉に毛先を当てず，力は入れない．動きは細かくする．ルシェロはスクラビング法に近い磨き方．エラックは毛先を歯冠に向けて動かす（図3-15, 16）．

（2）痛みやめくれはないが刺激を避けたい場合

　やわらかい歯ブラシを使用し，歯ブラシの毛先が歯冠に向くように当て，細かく小さく動かす（図3-17）．

（3）扁平苔癬などで粘膜が硬くなりスペースが少ない場合

　頬粘膜が硬くなり，スペースが少ない場合は歯ブラシの厚みが薄いバトラー#025Sを選び，頬粘膜と歯肉の間に滑り込ませるように歯ブラシを挿入し細かく動かす（図3-18）．最後臼歯部遠心は歯ブラシで届かないので，タフトブラシを使用する（図3-19）．頬，舌側からのアプローチが難しい場合は，咬合面から歯ブラシを入れる．

　扁平苔癬などの疾患により付着歯肉が狭く，すぐに頬粘膜に移行してしまうような症例では，マッサージジェルなどを指の腹に塗布し，付着歯肉を抑えるよう頬粘膜を広げるようなマッサージを行う（図3-20）．

口腔衛生指導，歯ブラシと補助清掃用具 3

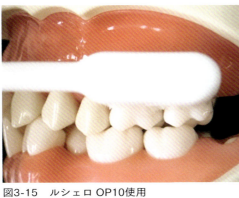

図3-15　ルシェロ OP10使用

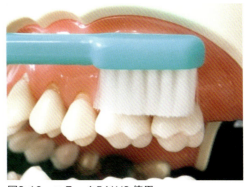

図3-16　エラック541US 使用

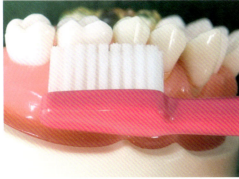

図3-17　テペ使用

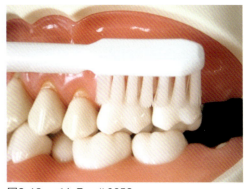

図3-18　バトラー＃025S

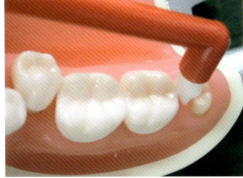

図3-19　プラウトS

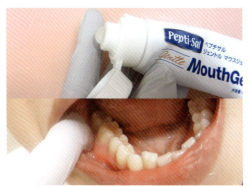

図3-20　マッサージジェルの使用

4 スケーリング・ルートプレーニング，PMTC

スケーリング・ルートプレーニング（SRP）

（1）スケーリングとは

　スケーラーを用いて歯冠と歯根の表面に付着しているプラークや歯石，着色を除去することをスケーリングという．歯石の表面はプラークで覆われているため，スケーリングによりプラークの付着量が減少し，プラークを除去しやすくなる．また，歯周ポケット内のプラークと歯石を除去することにより，歯肉の炎症を改善することを目的とする．

（2）ルートプレーニングとは

　ルートプレーニングとは，細菌およびその代謝産物を含む病的セメント質や象牙質を，各種スケーラーを用いて除去し，生物学的に為害性のない滑沢な歯根面にすることで，歯肉と歯根面の付着を促進する．その結果，プラークの付着量が減少し，除去が容易になり，患者によるプラークコントロールの効果の向上が図れる．これまでのルートプレーニングは，内毒素がセメント質層の深部にまで浸透していると考えられたため，すべての汚染セメント質をルートプレーニングで取り除かなくてはいけないと考えられていた．しかし，汚染セメント質層の深さは20μm以内であることがわかり[4]，できる限りセメント質を保存する考え方に変化した．セメント質の厚さは，歯頸部では薄く（20～50μm），根尖部で厚い（200～300μm）．

（3）スケーリングとルートプレーニングの違い

　スケーリングとルートプレーニングは臨床では区別して処置せず，実際には一連の操作として行っている．しかし概念としては別の処置である．スケーリングは，プラークや歯石を機械的に除去する操作をいう．歯肉辺縁より歯冠側では歯肉縁上スケーリング，根尖側では歯肉縁下スケーリングという．

　ルートプレーニングは，これまでは歯根面の滑沢化を意味し，スケーリングのみでは除去できないポケット内に露出した変性セメント質や軟化象牙質を除去し，生物学的に為害性のない清潔な歯根面にすることであった．しかし，最近ではセメント質をすべて除去せず，汚染セメント質を除去するとともに，ポケット内の洗浄を繰り返し行うようになってきている．過剰なルートプレーニングは知覚過敏や歯根破折の原因となるため，好ましくない．

スケーリング・ルートプレーニング，PMTC

手用スケーラー

（1）鎌型（シックル型）スケーラー（図4-1）

（2）鋭匙型（キュレット型）スケーラー

- ユニバーサルキュレット
- グレーシーキュレット（図4-2, 3）
- スタンダード（リジットタイプ，ノンリジットタイプ）
- アフターファイブ（5mm以上の深い歯周ポケット用）
- ミニファイブ（5mm以上の深くて狭い歯周ポケット用）

（3）やすり型（ファイル型）スケーラー（図4-4）

（4）のみ型（チゼル型）スケーラー

（5）くわ型（ホウ型）スケーラー

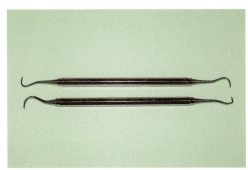

図4-1　鎌型スケーラー（上：SH6/7, 下：SU15/33）

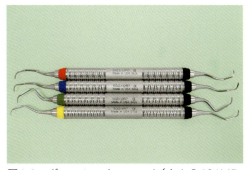

図4-2　グレーシーキュレット（上から13/14R, 11/12R, 9/10R, 3/4R：Rはリジットタイプ）

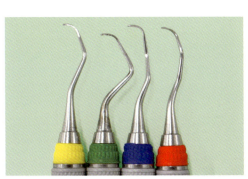

図4-3　図4-2の拡大

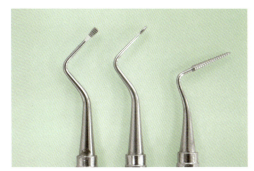

図4-4　左からオルバンファイル10/11, オルバンファイル12/13, シュガーマンファイルFS3/4S

その他のスケーラー

（1）超音波スケーラー（図4-5）
　手用スケーラーと比べて操作が容易で短時間でスケーリングができる．25,000〜42,000Hz/秒の超音波振動の出力で注水下でSRPを行うため，洗浄効果が期待できる．ボトル式タイプの超音波スケーラーは滅菌蒸留水を使用し，フラップ手術中のSRP，肉芽除去に使用できることから非常に有用である．心臓ペースメーカー患者に対しては原則的に使用を避けるが，使用する場合には細心の注意下で行う．

（2）エアスケーラー
　約6,000Hz/秒の出力でエアタービンに接続し注水下で使用する．細かいパワー調整ができないため，主に歯肉縁上スケーリングに使用される．

（3）レーザーによるスケーリング・ルートプレーニング
　Er：YAGレーザー（図4-6）は注水下で使用するため，術野の温度上昇がほとんどなく使用することができる．心臓ペースメーカー患者に対しては原則的に使用を避けるが，使用する場合には細心の注意下で行う．

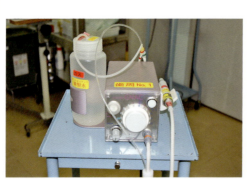
図4-5　ボトルタイプ超音波スケーラー

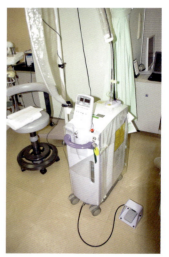
図4-6　Er：YAGレーザー

スケーリング・ルートプレーニング，PMTC

粘膜疾患患者に対するスケーリング

　痛みを有する粘膜疾患患者に対して，刺激を与えないためにスケーリングを行わないケースが散見されるが，刺激を与えないスケーリングのためには，技術の向上はもちろん，グレーシーキュレットの使用頻度を上げるべきである．グレーシーキュレットは片刃で，適切に使用すれば歯肉を傷つけることは少ない．また，粘膜疾患で痛みを伴う場合は，表面麻酔の使用も有効である．

　鋭い切れ味を保っていないスケーラーは根面を粗造にし，歯肉を傷つけ，患者や術者の疲れを助長しタイムロスを引き起こす．器具の手入れ，研磨は重要な仕事であり「スケーラーはシャープニングが命」と考えるべきである．

スケーラーの研磨

　刃部（カッティングエッジ）は，内面（face）と側面（lateral surface）から作られる辺縁で，鋭利な刃部辺縁は黒く見える．一方，SRPを行うと刃部は鈍化し，角が丸みを帯び，光を反射して白い線が見える．プラスティックスティックにキュレットの第1シャンクを平行に当てたとき，カッティングエッジが鋭利な場合は，スティックに刃部がくい込み，鈍化している場合は，表面を滑るため，鋭利度の判定ができる．研磨は，一般的には板状の砥石を用いる．天然石（アーカンサスストーン）と人工石（セラミックストーン，インディアストーンなど）がある．アーカンサスストーンによる研磨の際にはシャープニングオイルを用いる．また，ハンドピース，ホーニングマシーン，ミニシャープナーなどのように電動器具を使用して研磨する方法もある．

　鎌型（シックル型）スケーラーの刃部内面は，第1シャンクに対して90度である．研磨に際しては，鎌型スケーラーの第1シャンクを時計の12時に位置づけ，砥石は刃部右側に3分傾けて当て，砥石を上下運動させて研磨し，削りかす（スラッジ）が出たら，下げて終了する．

　グレーシーキュレットの刃部内面は，第1シャンクに対して70度傾き，傾いた下側のみにカッティングエッジがある．奇数番号のグレーシーキュレットのトウ（つま先）は手前に向け，偶数番号のグレーシーキュレットではトウを奥に向ける．研磨に際しては，グレーシーキュレットの第1シャンクを時計の11時に位置づけ，砥石は刃部右側に3分傾けて当て，砥石を上下運動させて研磨し，削りかす（スラッジ）が出たら，下げて終了する．

機械的歯面清掃（PMTC）

（1）コントラヘッドの選択・使用法（図4-7, 8）

　PMTC（Professional Mechanical Tooth Cleaning）で使用するコントラヘッドは患者の口腔内環境に合わせて選択し，ブラシやラバーもそれに伴い検討する．粘膜疾患患者に対してはなるべく柔らかいブラシを選択する．

（2）ペーストの選択（図4-9, 10）

　ワンペーストタイプは，荒研磨・仕上げ研磨と別れている2ペーストタイプより経済的で，なおかつチェアタイムの短縮につながる．口腔乾燥が著しく，炎症の強い患者に粘張度の低いペーストを使用する際は，アクロマイシン軟膏を混ぜるなどの工夫で，ほどよい粘張度を出すことが可能である．

（3）歯間部の清掃（図4-11～13）

　歯間部はプラーク付着が多いにもかかわらず，清掃しづらい部位であるため，プロフェッショナルケアでしっかり歯間部のプラークを除去する．PMTC終了後に口腔内を確認し，歯間清掃を行うことで100％に近いプラーク除去が可能になる．

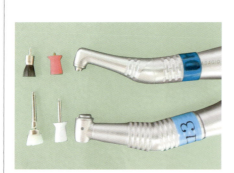

図4-7　コントラとコントラヘッドに取り付けるブラシ，ラバー

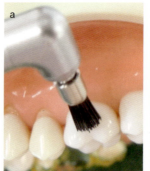 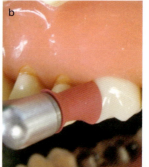

図4-8 a,b　a：ブラシは歯肉に向けない，b：ラバーはしっかりと歯肉に入れる

スケーリング・ルートプレーニング，PMTC 4

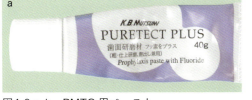
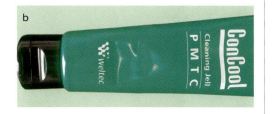

図4-9 a, b　PMTC用ペースト

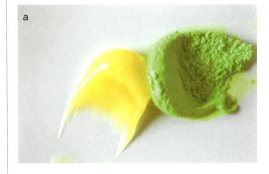
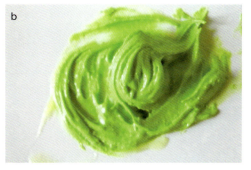
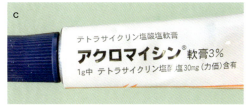

図4-10 a〜c　口腔乾燥が著しく炎症の強い患者に，粘張度の低いペーストを使用する際はアクロマイシン軟膏を混ぜる

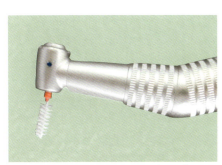
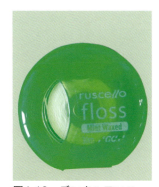
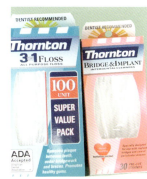

図4-11　コントラに装着する歯間ブラシ．回転数を遅く使用，注水も可

図4-12　デンタルフロス

図4-13　スーパーフロス

5 歯周外科治療の種類と目的

歯周外科治療の目的

　歯周基本治療を行った結果，初診時に認められた歯肉の炎症は軽減し，歯周ポケットは浅くなるが，ブラッシングによって清掃できる歯周ポケットの深さは，歯肉辺縁から約2mm，スケーリング・ルートプレーニング(SRP)では，約4mmまでとされており，骨欠損を伴う深い歯周ポケット内のプラークコントロールを完全に行うことは困難である．歯周外科治療は，口腔清掃指導やSRPなどの歯周基本治療のみでは改善不可能な症例に対して，歯周組織の形態改善および，さらなる歯周疾患の進行防止と失われた歯周組織の再生を目的に行われる．

　以下に目的を列挙する．
(1) 歯周基本治療では改善が困難な深い歯周ポケットや骨欠損の除去
(2) 使用器具（スケーラーなど）の歯根面および根分岐部への到達性の向上
(3) 口腔清掃を困難にする歯肉，歯槽骨，小帯，口腔粘膜の形態異常の改善
(4) 失われた歯周組織（歯槽骨，歯根膜，セメント質）の再生
(5) 歯肉の肥大や退縮による審美性不良の改善
(6) 修復または補綴治療前の生物学的幅径の再現（歯肉縁下，骨縁下う蝕など）

　最近では，組織再生誘導(Guided Tissue Regeneration；GTR)法，エナメルマトリックスタンパク質（エムドゲイン®ゲル；EMD），塩基性線維芽細胞成長因子（FGF2：リグロス®）を使用した歯周組織再生療法が行われることが多くなっている．
　また，血液から血小板に富む成分を分離し，血小板由来成長因子(Platelet-Derived Growth Factor；PDGF)などの血液中に含まれる成長因子を作用させることで組織再生を狙う多血小板血漿(Platelet-Rich Plasma；PRP)療法も臨床応用されている．

歯周外科治療の禁忌
以下のような症例では，歯周外科治療を行わないほうがよい．
（1）全身疾患を有する患者
　　①脳卒中
　　②心筋梗塞
　　③狭心症
　　④高血圧症
　　⑤糖尿病：HbA1c（NGSP）6.9% 以上
（2）プラークコントロールが悪い患者
（3）コンプライアンスの低い患者
（4）喫煙者

歯周外科治療の種類
（1）歯周ポケット掻爬術（Periodontal curettage，キュレッタージ）
（2）歯肉切除術（Gingivectomy）
（3）新付着術（Excisional new attachment procedure: ENAP）
（4）歯肉剥離掻爬術（フラップ手術，Flap operation: FOP）
（5）歯周組織再生療法
　　① GTR 法
　　②エナメルマトリックスタンパク質
　　③塩基性線維芽細胞成長因子：FGF2
　　④血小板由来成長因子：PDGF-BB を使用するもの
（6）歯周形成手術（歯肉歯槽粘膜形成術）
　　①結合組織移植術
　　②遊離歯肉移植術
　　③歯肉弁根尖側移動術
　　④歯肉弁歯冠側移動術
　　⑤歯肉弁側方移動術
　　⑥両側乳頭弁移動術
　　⑦小帯切除術
　　⑧口腔前庭拡張術

歯周外科治療の分類

（1）組織付着療法
　歯根表面の細菌および細菌由来の毒性物質を除去し，歯肉の歯根面への付着の促進を目的とする手術法（歯周ポケット掻爬術，新付着術，フラップキュレッタージ，ウィドマン改良フラップ手術）．

（2）歯周組織再生療法
　歯周組織の再生を目的とした手術法で骨移植術，GTR法，エムドゲイン® を使用した再生療法，FGF2を使用した再生療法などがある．

（3）切除療法
　切除療法は，歯周組織を切除することで形態修正し，歯周ポケットを減少させる手術法である（歯肉切除術，歯肉弁根尖側移動術，骨切除術，骨整形術など）．

（4）歯周形成手術
　歯肉の形態を修正し，審美性および機能性を回復する手術法．歯肉および歯槽粘膜の形態安定を図ることで，歯周病の進行を抑制する目的が含まれる．手術の種類は，歯周外科治療の種類（前頁）を参照．

　なお，**図5-1**に，歯周ポケットの改善を目的とした外科手術を，付着歯肉の有無と骨欠損の種類で分類したチャート図として示す．

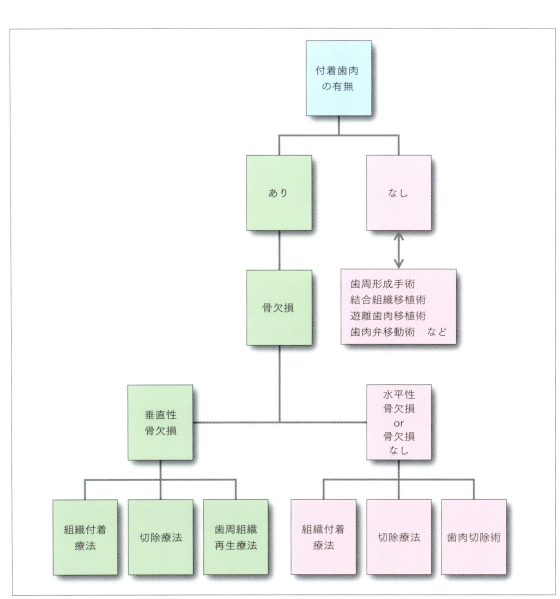

図5-1　歯周ポケット改善のための手術法の選択（國松和司，2007より改変）[5]

6 術前の器具の準備

器具の購入と準備(使いやすい器具を選ぶ)

　歯周外科治療の器具には多くの種類があり,同じ名称の器具でもメーカーによって使用金属や仕上がりが異なるため,購入する場合には,実際に手に取り使用感を確かめるとよい.また,ミラーやピンセット,メスホルダーなどは一般診療でも使用することから,すでに診療室に備わっていることが多いが,形態を改善し,使用感を向上させた物も販売されており,自分に合った使いやすい器具を少しずつそろえるとよい.

各種器具と使用法

　以下に,器具の名前と使用目的を説明する(図6-1〜17).

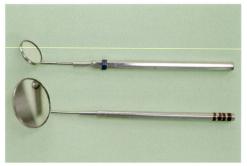

図6-1　ミラーは大小を用意すると非常に便利である.とくに大(写真下)は,術中に遠心や口蓋側を見るときに非常に役に立つ

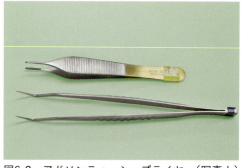

図6-2　アドソンティッシュプライヤー(写真上)は縫合時などに歯肉弁を把持する.有鉤タイプは歯肉弁を傷つけるため,鉤のないものがよい.写真下はピンセット

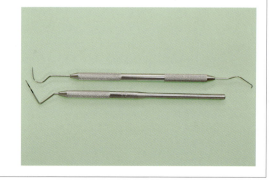

図6-3　有鉤探針(写真上)はポケット内の歯石の触診などに使用する.ポケット探針(写真下)は先端より3-3-2-3ミリの目盛りの付いたもの.1ミリ単位の目盛のポケット探針もある

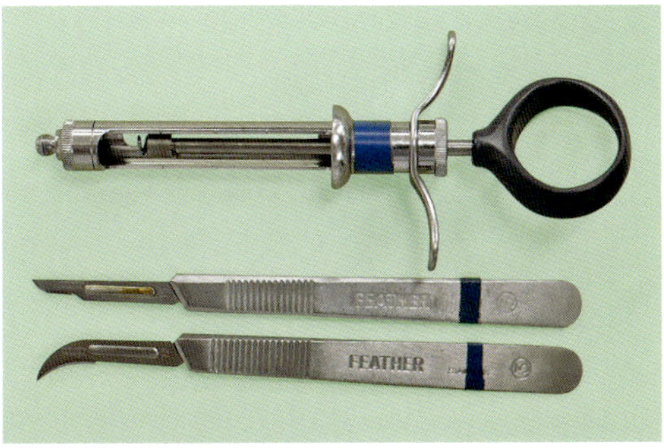

術前の器具の準備 6

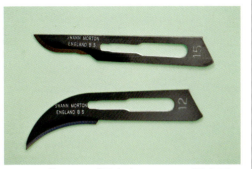

図6-4 注射器(写真上)とメスホルダー(写真中：No.15替刃メス装着，写真下：No.12替刃メス装着)

図6-5 替刃メス(写真上：No.15，写真下：No.12)

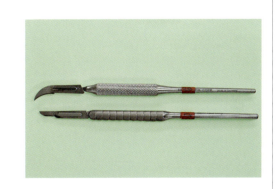

図6-6 メスホルダー(ラウンドタイプ)．一般的な平坦な形のメスホルダー(図6-4の下2本)と比較すると，ラウンドタイプは持ちやすく，指先で回転しやすい．好みに合わせて購入するとよい

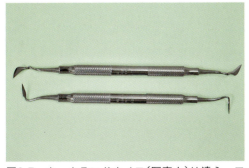

図6-7 カークランドナイフ(写真上)は遠心，口蓋側，隣接面の切開に非常に便利である．バックナイフ(写真下)は隣接面の基底部の切開に使用する

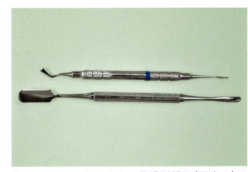

図6-8 ハーシフェルトの骨膜剥離子(写真上)は前歯部，歯肉弁の薄い部位，下顎舌側の剥離に適している．プリチャードの骨膜剥離子(写真下)は写真の右部分を使用して剥離を行い，左部分で剥離した歯肉弁の把持を行う

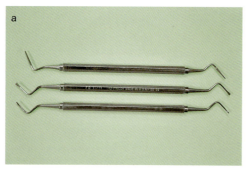
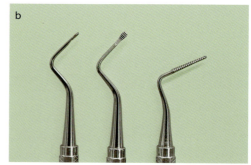

図6-9a, b　シュガーマンファイル（aの上）は隣接面の肉芽除去，骨整形に使用する．オルバンファイル（aの中，下）はスケーリング・ルートプレーニング，垂直性骨欠損部の肉芽除去，骨整形などに使用する（bは拡大写真）

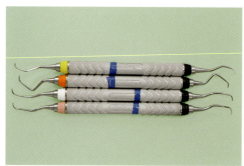

図6-10　グレーシーキュレット．写真はプラスチックハンドルを示す．軽くて使いやすい．柄を色分けすると判別しやすく使用しやすい．上からNo.3/4，9/10，11/12，13/14

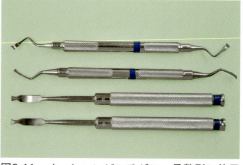

図6-11　オーシャンビンチゼル．骨整形に使用する．下から#1，2，3，4（#3はオリジナルと形態が異なる特注品）

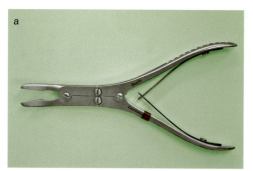
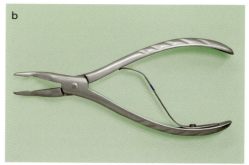

図6-12a, b　破骨鉗子．ダブルアクションタイプは関節が4つあり，硬い骨を採取する場合でもほとんど力は必要ない（a）．平川式上顎用破骨鉗子（b）

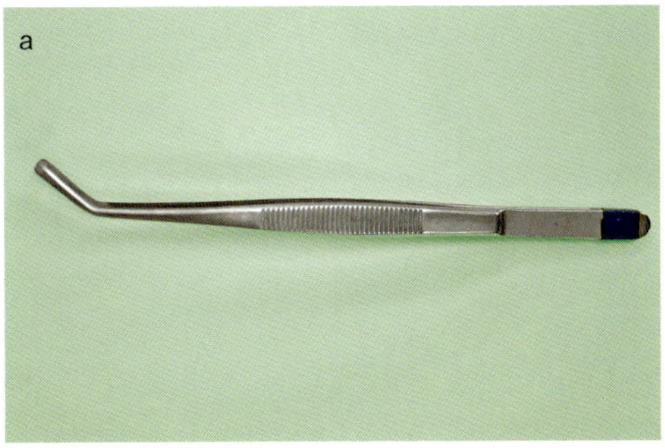

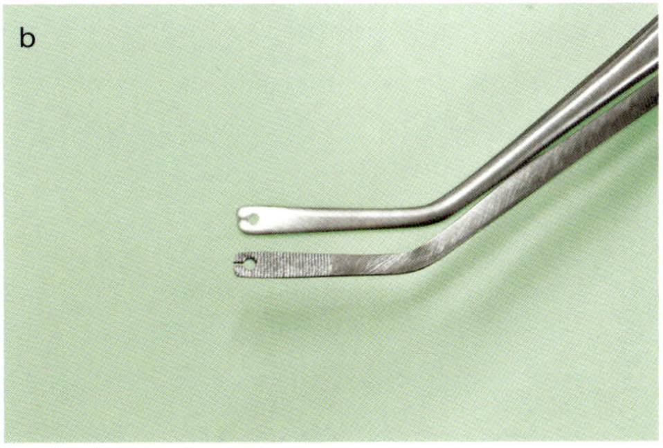

術前の器具の準備 6

図6-13a, b　コーンプライヤー．組織再生誘導法において膜を把持し，糸を通す場合に非常に便利である．遊離歯肉移植術や結合組織移植術の際に移植片の把持，縫合にも使用できる（b は拡大写真）

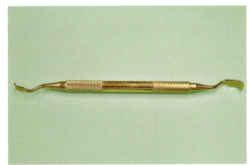

図6-14　ブーザーボーンチゼル．引く操作で使用するボーンチゼル．自家骨移植の骨採取時に威力を発揮する．

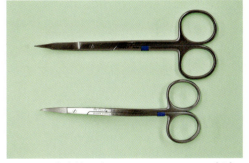

図6-15　歯肉鋏．ゴールドマンフォックス（上），ラグランジェ（下）

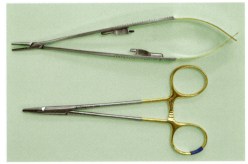

図6-16　持針器．術式により使い分けることもあるが，術者の好みで使用する場合が多い．カストロビージョ（上），クライルウッド（下）

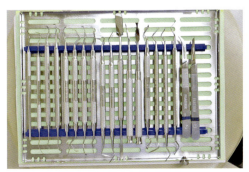

図6-17　ヒューフレディーIMS メタルカセットのセッティング例

歯周外科治療の器具の滅菌

歯周外科治療の器具の滅菌に際しては,手術の種類に合わせて器具をそろえ,トレーやカセットに入れ,滅菌布で包み,オートクレーブにて滅菌すると,準備や片づけに際しても非常に便利である(**図6-18〜27**).

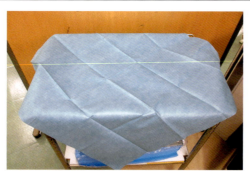

図6-18　滅菌クルムを1枚下に敷く

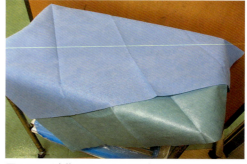

図6-19　滅菌クルム上に色違いの滅菌クルムをもう1枚重ねて敷く

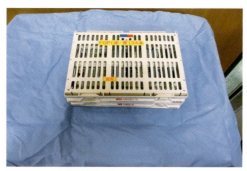

図6-20　手術器具を収納したIMSプラスチックカセットを上に置く

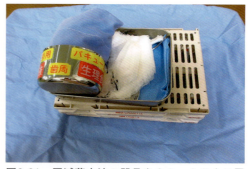

図6-21　同滅菌方法の器具をカセットの上に置く(外科用バキューム,オペ用ガーゼ,布鉗子,生理食塩液用カップなど)

術前の器具の準備 6

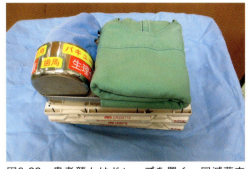

図6-22 患者顔かけドレープを置く．同滅菌方法の物を一緒にセットすることで準備の際に手順が簡単となり，滅菌コストの削減にもつながる

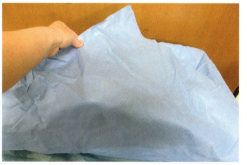

図6-23 内側の滅菌クルムを折りたたむ．引っ張るように包むことでしっかりとまとまる

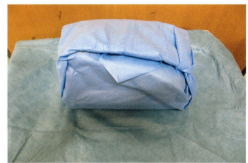

図6-24 開きやすいように織り込んだ先は出しておく

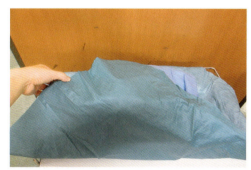

図6-25 外側の滅菌クルムで同じように包む

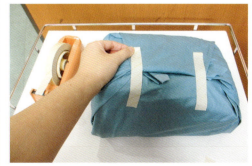

図6-26 内側の滅菌クルムと同じように織り込んだ先は出しておき，左右を滅菌テープで留める

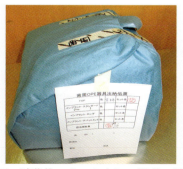

図6-27 滅菌後のクルム上に，器具の確認を行った者，滅菌作業を担当した者がわかるように伝票を作成し張り付ける

41

使用器具類の収納

　手術で使用する器具や機械をまとめて収納することにより，器具の紛失が避けられ，準備や片付けに費やす時間の短縮にもつながる（図6-28）．

術前の器具類の準備

　手術に使用する器具は，滅菌手袋を着用し，使用する順番に整理して並べる（図6-29〜31）．

術後の洗浄

　手術後の器具は，血液を流水下で洗い流し，タンパク溶解液に浸漬後，熱水処理にて洗浄を行う．スケーラー類の研磨を行い，カセットに収納後，ふたたび滅菌を行う（図6-32）．

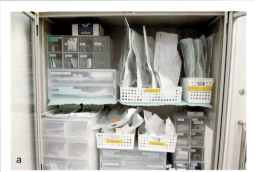
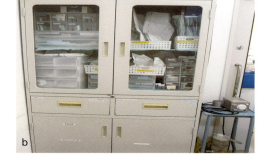

図6-28a, b　手術で使用する器具や機械をまとめて収納する

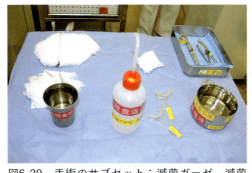

図6-29 手術のサブセット：滅菌ガーゼ，滅菌生理食塩水，口角鉤，口腔内写真撮影のためのミラーなどを用意する．丸型洗浄瓶は生理食塩水を入れ，術野の洗浄に使用する

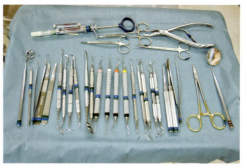

図6-30 フラップ手術セット：手術に使用する順番に整理して並べる

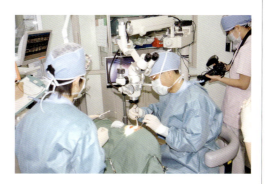

図6-31 手術中のセッティング

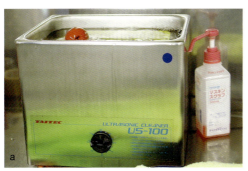
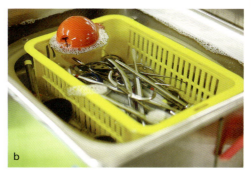

図6-32a, b 術後の洗浄：手術後の器具は，血液を流水下で洗い流し，超音波洗浄を行う．スケーラー類の研磨を行い，カセットに収納後，ふたたび滅菌を行う

7 患者への術前・術中・術後の配慮

歯周外科治療を検討している患者に対し不安を軽減させる工夫

患者の「手術に対する不安」は，
①手術に関する漠然とした不安
②術中および術後に対する不安
③麻酔に対する不安

などが挙げられる．患者の多くは術前・術中・術後への不安を解消できずに手術を受けることが多く，また，歯科医師には細かく説明を求めることができないことが多い．そのため，手術同意に難色を示したり，体調不良を訴えるなどさまざまな弊害が起きることがある．それらの不安を軽減させるためには，患者の気持ちに寄り添い，手術内容のほかにも細かな説明を行い，手術前からあらかじめ知識を持って臨んでもらうことが重要である．

当院では，手術が必要な患者に対し手術に対する詳細が書かれている冊子を用意し，事前に読んでもらい，細かく説明を行っている．
以下に手術説明に使用している冊子の内容を示す（図7-1）．

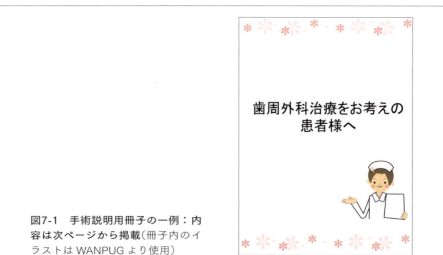

図7-1　手術説明用冊子の一例：内容は次ページから掲載（冊子内のイラストはWANPUGより使用）

患者への術前・術中・術後の配慮 7

手術を決めるその前に
- タバコを吸っている。
- 糖尿病である。
- 高血圧である。
- 血液がサラサラになる薬を飲んでいる。
- 骨粗鬆症の薬を飲んでいる。
- 歯科用麻酔で気分が悪くなったことがある。
- 閉所恐怖症である。
- その他持病がある。

※以上の項目に当てはまる方は手術が行えない可能性があります。担当医に必ずご相談ください。

手術の疑問Q&A①
Q：入院するの？
A：入院の必要はありません。日帰りで行えます。

Q：全身麻酔をするの？
A：全身麻酔はしません。ムシ歯の治療と同じように、お口に部分麻酔をして手術を行います。

Q：手術後食事はできるの？
A：通常食を食べていただいて結構ですが、手術直後は柔らかく栄養の高い物を食べてください。

手術の疑問Q&A②
Q：仕事はいつからできるの？
A：手術当日は体を休ませるため、できるだけお控えください。
2～3日はゆっくりとしていただくことが理想ですが、ご自身の体調に合わせて決めていただいて結構です。

Q：手術後の痛みはあるの？
A：痛みの感じ方には個人差があります。痛み止めを処方しますので、痛みが出た場合は服用してください。

手術の疑問Q&A③
Q：歯磨きはいつからできるの？
A：手術部位の歯磨きは糸を取るまで行えません。その間はうがい薬を使用してください。手術部位以外は普段と同じように歯を磨くことができますが、手術部位に触れないように注意が必要です。

手術の疑問Q&A④
Q：傷跡は残るの？
A：ほとんど残りません。多少傷跡が残ることはありますが、気になるほどではありません。

Q：費用はいくらかかるの？
A：ほとんどの手術は健康保険適応です。先進医療に指定されている手術もありますので、担当歯科医師にご相談ください。

手術の前に行う検査①
・口腔内写真撮影
一眼レフカメラを使用し診療室で撮影します。

※手術中も記録のために写真を撮影します。

手術の前に行う検査②
・レントゲン検査
レントゲン室にて撮影します。手術前に済ませることがほとんどですが、手術直前に行うこともあります。

※細かい骨の状態を確認するため、小さなレントゲン写真を多く撮影します。

手術の前に行う検査③
・体温測定
脇に挟むタイプの体温計を使用します。

・血圧測定
腕にカフを巻いて測定します。

※上記検査はすべての患者様に行います。

手術の前に行う検査④
・歯肉溝滲出液中の酵素活性の検査（PTM KIT）
歯肉溝滲出液中のアスパラギン酸アミノトランスフェラーゼの活性を測定し、組織の破壊程度（炎症の進行状態）を判定します。

・細菌検査
歯周ポケット内の細菌の種類、量を測定します。

※上記検査はすべての患者様に行うわけではありません。

手術の前に行う検査⑤

- 血液検査
- 尿検査
- CT検査
- 血清抗体価検査

etc....

※症状や手術内容によっては、その他にも必要な検査があります。
ご不明な点は担当歯科医師にお尋ねください。

手術室の様子①

・手術は歯周科診療室内のオペ室で行います。

診療室内のオペ室の出入り口です。

オペ室内には2台の診療台があります。同時に手術が行われることもあり、その際は医療用カーテンで仕切ります。

手術室の様子②

手術を行う診療台です。　手術中に使用する器具・器材です。

手術記録として動画の撮影をすることもあります。

手術中の緊張を和らげるため音楽を流しています。

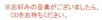

※お好みの音楽がございましたら、CDをお持ちください。

荷物の保管

・手術前検査終了後、お手洗いへ
　手術時間は約2時間ほどです。
　※手術内容、状態によって異なります。

・荷物は鍵付ロッカーにしまいます。
・履物をスリッパへ交換しますので、着脱が行いやすい服装でおこしください。
※手術室へは何も持ち込めません。どうしても必要な物がある場合はご相談ください。

手術前の準備

・お口の周りを消毒し、滅菌された清潔な布で覆います。

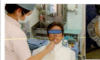

首にタオルを巻き、薬液綿球でお口の周りを消毒します。
※肌が弱い方や傷がある方は申し出てください。

目に薬液などが入らないように目隠用ガーゼで目を覆います。髪が外に出ないように帽子をかぶります。

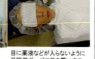

鼻と口だけ外に出るような大きな布で覆います。

被せた布をクリップで固定し、ずれないようにします。

※この状態で手術を行います。

術者・補助者の準備

・手洗いを行い、滅菌ガウン、滅菌グローブを着用し手術を行います。

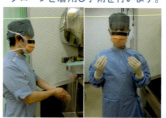

※清潔で確実な作業を心がけています。

口腔内写真撮影について

・手術中は術中記録として、お口の中の写真を撮影します。

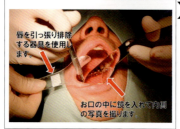

唇を引っ張り排除する器具を使用します

お口の中に鏡を入れて内側の写真を撮ります

手術中の様子

・術者、補助者（1～4名）、術中記録者、カメラ担当者、外回り担当者などさまざまなスタッフで対応します。
全身麻酔ではありませんので痛みや不安がある場合はお声がけください。

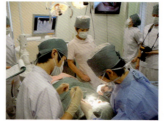

※教育機関ですので数名の学生見学が入ります。

手術終了後

・手術終了後に、止血の確認、手術後の注意、お薬の説明を行います。

手術で使用した器具等を片付けてからお背中を起こします。

手術後の注意、お薬の説明を行います。

※術後の注意、お薬の内容は人それぞれ違います。疑問や不安がある場合は担当歯科医師にご相談ください。

患者への術前・術中・術後の配慮

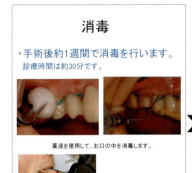
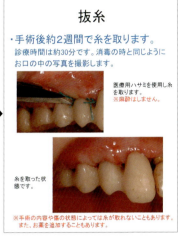
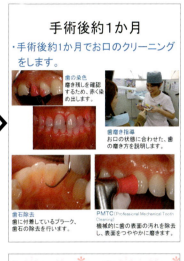
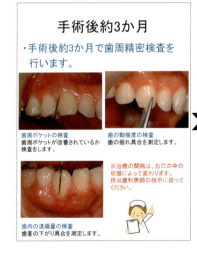
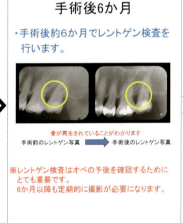
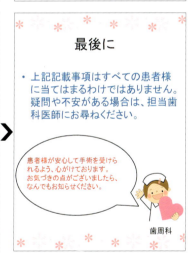

　以上の内容を説明し，その後患者の質問事項に答えるようにしている．手術の内容を細かく説明するようになってからは，
　①手術に同意する患者が増えた．
　②手術前に不安を申し出る患者が減った．
　③患者からの質問が増えた．
など，言葉のみでの説明時より良好な結果が得られている．

　なお，本冊子を待合室などの自由に手に取れる場所に設置すると，興味がある患者は自ら目を通し質問をするようになった．

術前の患者に対する注意事項

手術日が決定した時点で，患者に当日および前日の注意事項が記載された説明書を渡して説明し，再度，不安なことはないか確認する（figure 7-2）．

術後の患者に対する注意事項

手術終了後，帰宅後の薬，出血や腫れ，日常生活，食事，歯みがき，歯周パックなどの注意事項が記載された説明書を渡して説明し，不安なことはないか確認する．手術後の患者は，無事に手術が終わったという安心感があるものの，術後の痛みや腫れ，日常生活での制限，費用，今後の来院スケジュールなど，不安に思うことが多くある．そんな患者の不安を軽減し，服薬ミスや間違った口腔ケアによる手術部位の傷口悪化などの事象を避けるため，術後の注意をまとめた用紙を用意し細かく説明することが必要である（figure 7-3～5）．

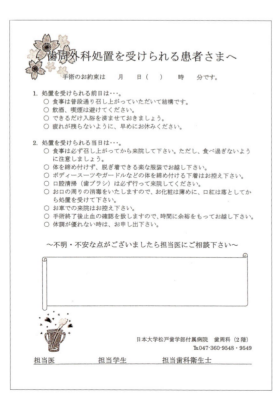

図7-2 術前の注意事項

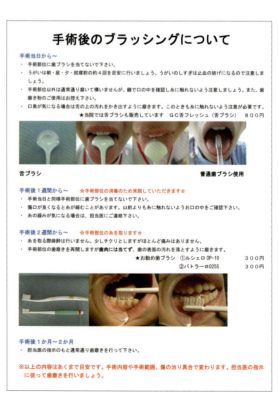

図7-3 術後のブラッシングについて

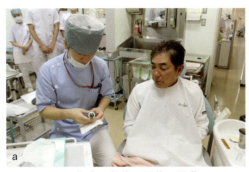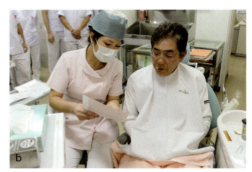

図7-4a, b　手術中の状態，予後，服薬についての説明は主に歯科医師が担当し，細かな注意事項，術後のブラッシング指導を歯科衛生士が行う．歯科医師，歯科衛生士の双方が患者に伝えることにより，伝え忘れがなくなり，患者も不安や疑問を質問しやすくなる

手術後のご注意

消毒のお約束は　　月　　日（　　）　　時　　分です．
糸を抜くお約束は　　月　　日（　　）　　時　　分です．

1. 薬について
- 処方された薬は指示に従って服用して下さい．
- 服用後吐き気や下痢を催したり，発疹かゆみなどの症状が現れた場合は服用を中止し，ご連絡下さい．
- 痛みがある時は痛み止めを服用して下さい．

2. 出血・腫れについて
- 翌日まで唾液に混じってうすく血が出ることがありますが，唾液ににじむ程度の出血は心配いりません．
- 出血を気にして何度もうがいをすると，かさぶたが取れて血が止まらなくなります．強くうがいをしたり，強くつばを吐かないようにしましょう．
- 多く出血したときは，清潔なガーゼや脱脂綿を出血部位にあて30分位しっかり咬みしめて下さい．ほとんどの場合，圧迫すれば止血します．なお，紅茶などのティーパックには止血作用がありますので，ガーゼの代わりにご使用になると効果的です．
- 傷口の治りを遅くしたり，腫れる原因になりますので，患部を氷で冷やしたり，温めたりしないでください．
- 熱をもって疼く時は，タオルを水で濡らし優しくあてて下さい．冷し過ぎるのは良くありません．20分程度にしましょう．

3. 日常生活について
- 激しい運動は避け，力仕事や体の負担になる事はせずに，早めにお休み下さい．
- お風呂は湯船につからずシャワーですませて下さい．
- タバコは控えましょう．

4. 食事について
- 麻酔が完全にきれてから召し上がってください．
- 今日は食べやすく栄養価の高いものを食べましょう．
  （お粥，うどん，スープなど）
- 痛みや腫れで食事をとれない場合は市販の栄養補助食品を取って下さい．（カロリーメイト，ウィダーインゼリーなど）
- しばらくの間次のような食べ物はなるべくさけてください．
  硬いもの，粘着性のもの，塩分・糖分の多いもの，刺激のあるもの
  （お煎餅，キャラメル，キムチ，カレーなど）
- アルコール類は飲まないで下さい．痛み，出血，腫れの原因になります．

5. 歯磨きについて（別紙参照）
- お口の中は常に清潔にたもちましょう．

6. 歯周パックについて
- 手術部位は歯周パックをしている場合としていない場合とがあります．歯周パックとは傷口を安静にし，食べ物が侵入するのを防ぐために使用する，歯茎（お口の中）用の包帯です．
- 次回の来院前にパックがはずれた場合は捨てて構いませんが，手術後1～2日間はなるべくはずれないよう食事や歯磨きに気をつけてください．

〜何かありましたらご連絡ください〜

日本大学松戸歯学部付属病院　歯周科（2階）
TEL047-360-9548・9549
（夜間応急）TEL047-361-2703
担当医
担当学生
歯科衛生士

図7-5　術後の注意事項（イラストはWANPUGより使用）

8 ドレーピングと手指消毒

ドレーピング

　歯周外科治療に先立ち，患者の顔面消毒および穴あきシーツによるドレーピングを行う．ドレーピングにより患者は外科治療に使用する器具などが目に入らず，術中の不安が少なくなる．また術者も滅菌穴あきシーツを使用することにより，清潔な環境で手術を行うことができる（図8-1～10）．

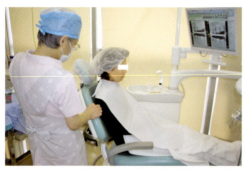

図8-1　術前の患者さんは緊張していることが多いため，手術の説明などを，緊張をほぐすように行う

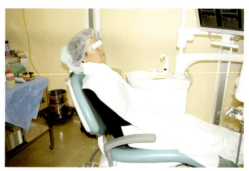

図8-2　帽子，ひざ掛け，エプロンを着用し，首の周囲にタオルを置く

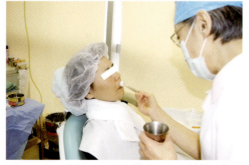

図8-3　口の近くから円を描くように外側に向けて，顔面消毒を行う（0.1％ヘキザック水® 使用）

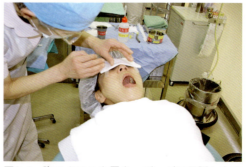

図8-4　胸にタオルを置き，ガーゼで目隠しをする．口を開閉してもらい，タオルやガーゼを止めたテープが邪魔ではないか確認する

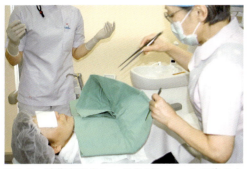

図8-5　滅菌穴あきシーツをピンセットで胸の上に置く

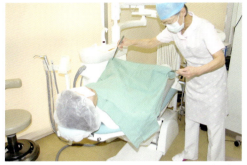

図8-6　滅菌穴あきシーツをピンセットで広げる

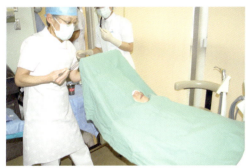

図8-7　滅菌穴あきシーツをさらに広げ，顔の上に被せる

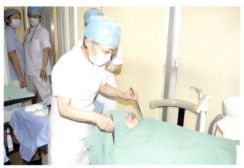

図8-8　口の位置を確認しながら，滅菌穴あきシーツを顔に被せ，ピンセットで位置を調節する

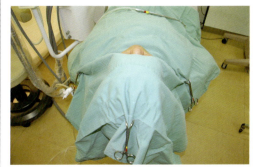

図8-9　クランプを使用して顔の左右と頭上の3箇所を止める

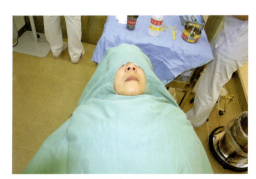

図8-10　ドレーピングの完了

手指消毒

　手術を行う術者と介助者は，できる限り無菌的に手術を進める必要がある．手指の消毒前に爪を短く切り，滅菌水と石鹸または薬剤（ヒビテン，クロルヘキシジン，ポビドンヨードなど）で，指先から肘関節までを洗う．滅菌布により手指の乾燥を行い，滅菌グローブを着用する（図8-11〜19）．

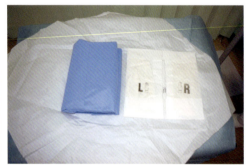
図8-11　ガウンと滅菌グローブをあらかじめ用意する

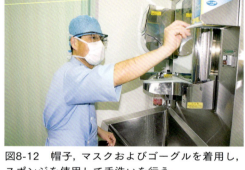
図8-12　帽子，マスクおよびゴーグルを着用し，スポンジを使用して手洗いを行う

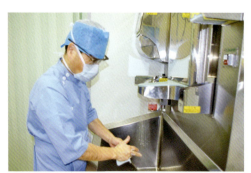
図8-13　グルコン酸クロルヘキシジンを使用し，手指を洗う

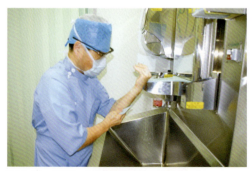
図8-14　前腕，肘関節上部まで洗う

ドレーピングと手指消毒 8

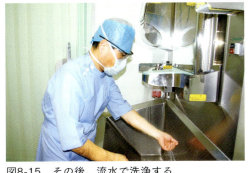

図8-15　その後，流水で洗浄する

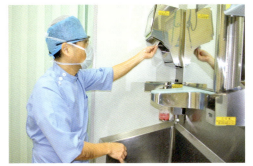

図8-16　ペーパータオルを使用し，手指および前腕の水分を十分に拭き取る

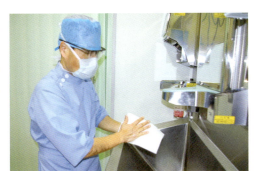

図8-17　まず，手指の水分を拭き取る

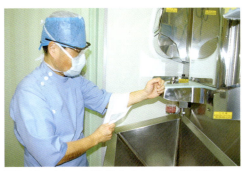

図8-18　次に，肘関節までの水分を拭き取る

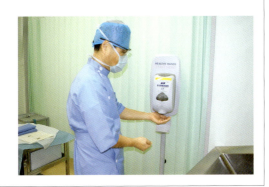

図8-19　ジェル状の速乾性消毒剤（アルコール）を適量手の平に受け取り，手や指の間に乾くまで擦り込む

ガウンの着用

術者と介助者の手洗いをしなかった部分や白衣は不潔であるため，滅菌された手術着（ガウン）を着用する（図8-20〜31）．

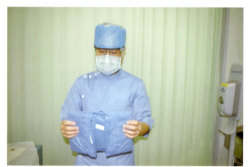

図8-20　滅菌ガウンを広げる

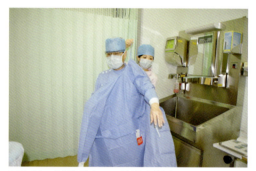

図8-21　滅菌ガウンに片腕を通す

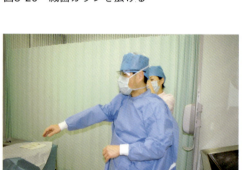

図8-22　反対側の腕も通す

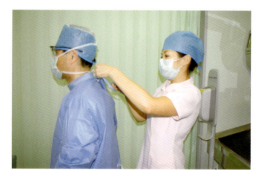

図8-23　滅菌ガウンの背中部分を止める

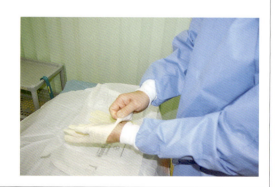

図8-24　滅菌グローブは下端が外側に折り返してあるため，右手で左手グローブの下端（内面）を持ち，左手にグローブを装着する

ドレーピングと手指消毒 8

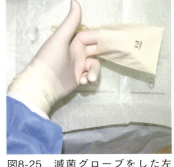

図8-25 滅菌グローブをした左手を，右手グローブの折り返し部分（グローブの外側）に挿入する

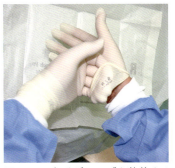

図8-26 右手グローブを装着する

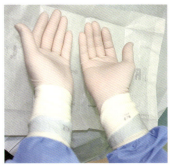

図8-27 グローブ装着完了

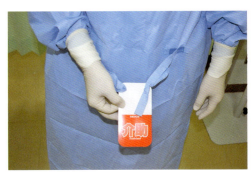

図8-28 腰ひもの両端には紙のホルダーが付いている

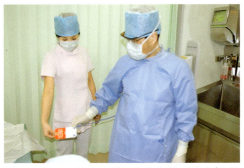

図8-29 ベルトホルダーを介助者に渡す（介助者はホルダーの赤い部分を受け取る）

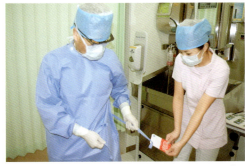

図8-30 ベルトホルダーから腰ひもを外す（介助者はホルダーからひもが外れるように引っ張る）

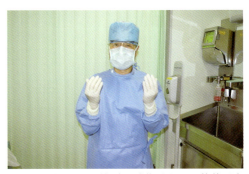

図8-31 腰ひもを結び，滅菌ガウンの装着が完了した

9 麻酔

歯科における麻酔

　歯周治療には麻酔の使用は不可欠である．麻酔は全身麻酔と局所麻酔に分けられるが，特別な場合を除いて全身麻酔を行う機会は少ない．歯科一般に治療部位が口腔・顎・顔面部であるため，局所麻酔の使用頻度が高い．本章では，日常臨床で行われる局所麻酔について説明する．

局所麻酔のための解剖学的知識[5]

　局所麻酔により患者に無痛治療を提供するには，口腔に分布する神経の走行と，麻酔薬が浸潤する顎骨を含めた組織の構造学的特徴，および麻酔の効果を発揮する生理学的状況について理解する必要がある．

（1）口腔に分布する神経分布

　脳神経の中で，口腔に分布するのは三叉神経，顔面神経，舌咽神経，迷走神経および舌下神経などである．そのうち，麻酔に関係するのは舌咽神経や迷走神経，交感神経などの一部，三叉神経の第2枝（上顎神経）と第3枝（下顎神経）が主である．図9-1に上顎神経と下顎神経の分布図を示す．

（2）骨質の特徴と麻酔の奏功

　上顎：上顎の歯は歯槽突起に植立しているので皮質骨は薄く，多孔質であるため，唇頬側の麻酔は比較的奏効しやすい．

　下顎：下顎の歯は下顎体に植立しているので皮質骨が厚く，臼歯部に向かってその厚みを増す（前歯部以外では2 mm以上）．そのため，前歯部以外では頬側の麻酔は比較的奏効しにくいが，歯間乳頭部に麻酔を行うと，骨小孔を通じて効果を発揮する（槽間中隔内注射法）．したがって，この部位に麻酔を追加すると有効である．また，多数歯を対象とする場合は，下顎神経の走行に合わせて下顎孔伝達麻酔も考慮する．

（3）麻酔薬の浸透性

　注入された麻酔薬は軟組織から骨膜，骨組織へと到達する．その間に組織への拡散や希釈，また，炎症部位ではpHの影響を受けて麻酔作用は減弱するので，一般に歯科用の局所麻酔薬は医科用より高濃度に設定されている．

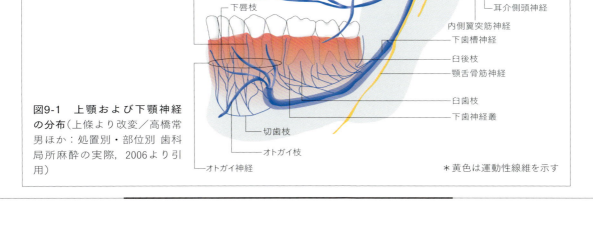

図9-1 上顎および下顎神経の分布(上條より改変／高橋常男ほか：処置別・部位別 歯科局所麻酔の実際，2006より引用)

＊黄色は運動性線維を示す

表面麻酔薬の種類と特徴

　ゾル・ゲル状製剤，スプレー型，貼付型（シールタイプ）などがあるが，薬剤の使用部位での停滞性や操作性を考えるとゲルタイプが使用しやすい．一般的な表面麻酔剤は，リドカインを主成分とするものが多いが，歯科用は，アミノ安息香酸エチル（ベンゾカイン）を主成分とするもの（ジンジカインゲル20%，ハリケインゲル歯科用20% など）が多い（表9-1, 図9-2）．

＜使用上の注意点＞

　口腔内消毒後，術部の浸潤麻酔刺入部位（根尖相当部歯槽粘膜，辺縁歯肉など）に軟膏またはゼリー状の表面麻酔薬であれば，綿棒などで適量を塗布し，数分後に生理食塩水などで洗浄する．軟膏またはゼリー状の表面麻酔薬を必要以上に塗布すると，口腔内が粘つき，患者に不快感を与えるため，手術範囲を考慮して適量を使用するとよい．

表9-1　表面麻酔薬の種類

分類		有効成分・局所麻酔薬	性状
リドカイン塩酸塩製剤（アミド型）			
商品名	キシロカイン® 軟膏	5% リドカイン 50mg	軟膏
	キシロカイン® ビスカス 2%	リドカイン塩酸塩 20mg(1mL 中)	溶液
	キシロカイン® ポンプスプレー 8%	リドカイン塩酸塩 80mg(1mL 中)	溶液
アミノ安息香酸エチル製剤（エステル型）			
商品名	ジンジカインゲル 20%	20%アミノ安息香酸エチル	軟膏
	ハリケインリキッド歯科用 20%	20%アミノ安息香酸エチル	溶液
	ハリケインゲル歯科用 20%	20%アミノ安息香酸エチル	軟膏
	ビーゾカイン歯科用ゼリー 20%	20%アミノ安息香酸エチル	ゼリー
	プロネスパスタアロマ（テトラカイン塩酸塩，ジブカイン塩酸塩配合）	10% アミノ安息香酸エチル 1% テトラカイン塩酸塩 1% ジブカイン塩酸塩 2% ホモスルファミン	軟膏
	ネオザロカインパスタ（塩酸パラブチルアミノ安息香酸ジエチルアミノエチル配合）	20%アミノ安息香酸エチル 5% パラブチルアミノ安息香酸ジエチルアミノエチル	軟膏
テトラカイン塩酸塩製剤（エステル型）			
商品名	コーパロン® 歯科用表面麻酔液 6%	6% テトラカイン	溶液

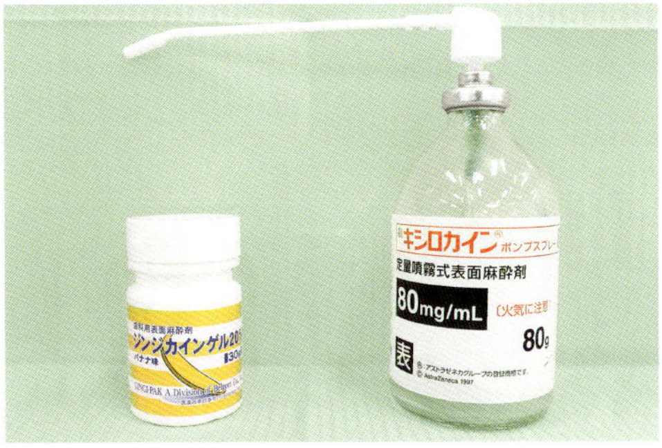

図9-2 表面麻酔薬．ジンジカインゲル20%（左）とキシロカイン® ポンプスプレー（右）

局所麻酔薬の種類と特徴

歯科で用いる局所麻酔薬は，リドカイン，プロピトカイン（プリロカイン）およびメピバカインなどのアミド型局所麻酔薬が主流である（表9-2）．エステル型と比較すると，作用発現が速く，持続時間が長く，アレルギー反応も極めて少ない．

表9-2 局所麻酔薬の種類（注射薬）

種類		有効成分1管中（1.8mL）	
		麻酔薬	血管収縮薬
塩酸リドカイン製剤			
商品名	歯科用キシロカイン® カートリッジ	リドカイン 36mg(2%)	アドレナリン 0.0225mg
	オーラ注® カートリッジ	リドカイン 36mg(2%)（塩酸リドカインとして）	酒石酸水素アドレナリン 0.045mg（アドレナリンとして 0.0248mg）
	キシレステシンA® カートリッジ	リドカイン 36mg(2%)	アドレナリン 0.0225mg
塩酸プロピトカイン製剤			
商品名	歯科用シタネスト® カートリッジ	プロピトカイン 54mg(3%)	酒石酸水素アドレナリン 0.0108mg（アドレナリンとして 0.00594mg）
	歯科用シタネスト-オクタプレシン®	プロピトカイン 54mg(3%)	フェリプレシン 0.054 単位
メピバカイン製剤			
商品名	スキャンドネスト® カートリッジ 3%	メピバカイン 54mg（メピバカイン塩酸塩として）	含まない
	カルボカイン®	メピバカイン 200mg（メピバカイン塩酸塩として）	含まない

各種局所麻酔製剤

（1）リドカイン

　表面麻酔，浸潤麻酔，伝達麻酔のいずれにも使用され，組織浸透性が良く，作用発現も迅速である．塩酸リドカイン製剤として，歯科用キシロカイン®カートリッジ，オーラ®注カートリッジ（図9-3），キシレステシン®カートリッジなどがある．効力はプロピトカインの2倍で，表面麻酔作用がある．

（2）プロピトカイン（プリロカイン）

　浸潤麻酔と伝達麻酔に使用されるが，組織結合性が強く，代謝が速いため毒性は低い．塩酸プロピトカイン製剤として歯科用シタネスト®カートリッジ，歯科用シタネスト-オクタプレシン®がある（図9-4）．メトヘモグロビン血症を起こすとされるが，歯科治療で用いる用量では問題ない．

（3）メピバカイン

　組織浸透性が良く，作用発現の速度もリドカインと同等であるが，持続時間がリドカインよりも長い．塩酸メピバカイン製剤として，スキャンドネスト®カートリッジ3％がある（図9-4）．抗不整脈としての作用がなく，濃度により弱い血管収縮作用がある．

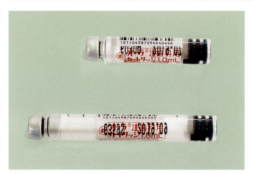

図9-3　局所麻酔製剤．オーラ®注歯科用カートリッジ1.0mL（上）とオーラ®注歯科用カートリッジ1.8mL（下）

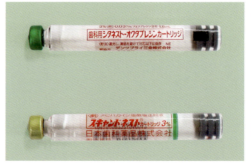

図9-4　局所麻酔製剤．歯科用シタネスト-オクタプレシン®カートリッジ1.8mL（上）とスキャンドネスト®カートリッジ3％ 1.8mL（下）

血管収縮薬

局所麻酔の効果を増強して持続時間を延長させることを目的に，血管収縮薬が添加されている．少ない麻酔薬の使用で有効であるため，全身毒性を減らすことができる．

（1）意義
①麻酔薬の全身への移行をおくらせる
②麻酔効果の増強と持続時間の延長
③術野からの出血抑制と明視化

血管収縮による止血効果は，歯周外科治療時を含め，観血処置では有意義であるが，あくまで補助的な効果であることを忘れてはならない．

（2）種類
①アドレナリン

1/25000〜1/200000の割合で局所麻酔薬に混入するが，通常は1/80000程度で使用される．血圧上昇作用，心拍数の増加や血糖の上昇作用がある．そのため，高血圧症，心疾患，重度糖尿病，甲状腺機能亢進症患者への使用は注意を要する．1回の最大使用量は約9本を目安にする[5]．

②フェリプレシン

3％プロピトカインに0.03単位配合で用いる．局所障害が少なく，アドレナリンでみられるような遮断薬，交感神経作動薬，三環系抗うつ薬などの相互作用の報告もなく，アドレナリン禁忌の症例にも使用できる．

局所麻酔薬の管理

局所麻酔薬は材質が劣化しやすいので，保管の際には，以下のことに注意が必要である．
①冷蔵庫に保管し，使用前に常温に戻したあとで使用する．
②アドレナリンは熱と紫外線に過敏なため，高温を避け，遮光しておく．

注射器

　歯科用注射器には，手用注射器，歯根膜腔内麻酔用注射器，麻酔用電動注射器などがある．

（1）手用注射器

　現在頻用されるのはカートリッジ式注射器（図9-5）で，注射液カートリッジ，注射針とともに用いる．

　その他，ガラス筒注射器，セルフ・アスピレーション注射器などがあり，これらは伝達麻酔に用いる．

（2）歯根膜腔内麻酔用注射器

　歯根膜腔内麻酔用注射器には，
　①ペンシル型（パロジェクト®，ソピラ®，シトジェクト®）
　②パームグリップ型
　③ピストル型（ヘンケジェクト®）

などがある．針には30G以下の細いものが使用されるが，屈曲しないように，短いものが適している．歯根膜腔めがけて約30度の角度で刺入する．麻酔薬の必要量は1歯根当たり0.2mL程度と少ないことに留意する．直接的な麻酔法であるため，効果は迅速で確実であるが，注射針へのプラークの付着による不要な感染を起こさないように注意する．歯周外科治療で使用する頻度は少ないが，歯髄まで奏功しづらい下顎大臼歯部のデブライドメント時に起こる疼痛に有効である．

（3）麻酔用電動注射器

　手動式に比べて，一定の速度で緩徐に注入できるので，患者の不快感を軽減できる．

　図9-6にピストル型のオーラスター1.0ST®を示す．

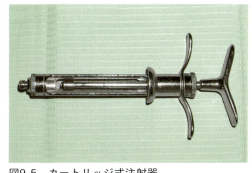

図9-5　カートリッジ式注射器

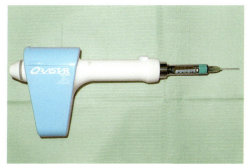

図9-6　電動注射器．オーラスター1.0ST®にオーラ®注歯科用カートリッジ1.0mLとCARPULE® 30G 0.3×21を装着したところ

浸潤麻酔用針

　通常は30G針を使用するが，刺入する針は細いほうが組織損傷も少なく，患者の不快感を軽減できる．したがって，小児や治療への協力が得にくい患者には，33G針を用いることもある（図9-7）．

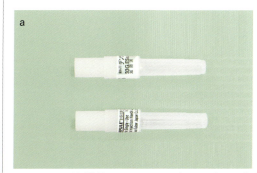

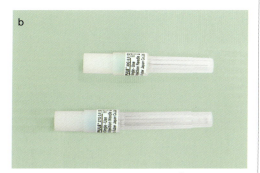

図9-7a, b　注射針．a：上からデンツプライ注射針ES 33G ES 0.26×12 mm，CARPULE® 31G 0.28×12 mm，b：上からCARPULE® 30G 0.3×21 mm，CARPULE® 27G 0.4×30 mm

歯周外科治療の局所麻酔

　歯周基本治療後の再評価検査において，外科治療の必要性があると認められた部位に歯周外科治療を行う．その際，口腔に分布する神経の走行や分布を十分に理解し，局所麻酔に関する基礎知識を身につけておく．歯周基本治療により炎症は軽減されている前提であるが，術部には炎症性肉芽組織が存在するので出血しやすい．そのため，血管収縮薬含有の局所麻酔薬が選択される．また，プロービングポケット深さや骨欠損形態を考慮して歯間部および乳頭部へ刺入する．以下，歯周組織の部位別に麻酔法の実際を述べる．

（1）上顎の場合
＜頰側への浸潤麻酔＞
① 歯槽粘膜下への浸潤麻酔で十分効果的である．歯槽粘膜は被覆上皮が薄く，非角化上皮であるため，表面麻酔の吸収性が良くその効果は高い．さらに歯肉頰移行部には痛点が多いことからも，表面麻酔は積極的に応用すべき部位である（図9-8, 9）．
② 上顎神経の後歯槽枝のブロックを目的として上顎結節への伝達麻酔を行う場合もある．しかし，翼状静脈叢が近接していて血管損傷の危険性があるのであまり推奨できない[5]．

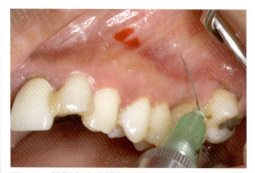

図9-8　頰側歯肉歯槽粘膜境よりも根尖側の歯槽粘膜下に局所麻酔（浸潤麻酔）を行う．ゆっくり時間をかけて少しずつ麻酔薬を注入する．

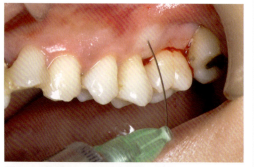

図9-9　粘膜下への局所麻酔の効果が出た後に歯間乳頭歯肉に局所麻酔を行う．粘膜下への麻酔と比べて麻酔薬の注入には力を要する．止血効果が期待できる．

＜口蓋側への浸潤麻酔＞
①手術予定部位の歯肉辺縁から根尖方向約10mmの部位に浸潤麻酔を行う．対象歯にも奏功させるときは，口蓋根尖相当部に直角になるように刺入して，ゆっくりと注入する．
②麻酔効果が弱く，確実に奏効させたい場合は，歯間乳頭部に麻酔を行うと，骨小孔を通じて効果を発揮する（槽間中隔内注射法）．口蓋歯肉や，歯間乳頭部は角化した密な組織で痛みを生じやすいので，強圧にならないように注入速度に注意する必要がある．

（2）下顎の場合
＜頬側への浸潤麻酔＞
①頬側は軟組織への麻酔が奏効しやすいので，歯肉頬移行部に注射針を刺入する．
②下顎は骨小孔が多いので，歯間乳頭部に追加麻酔を行うとよい．
③歯肉が上顎と比較して薄いので，歯根豊隆や骨形態を考慮して刺入する．
＜舌側への浸潤麻酔＞
①舌側は手術予定部位に近い口腔底部に浸潤麻酔を行う．炎症の強い臼歯部の場合，刺入点をあまり下方に設定すると，細菌の拡散による炎症拡大の危険性がある．また，刺入点から歯軸に近い角度で下方へ針先を進めると，針先が骨膜下に入り込み，局所麻酔薬の注入によって骨膜が剥離することがあるので注意が必要である．
②頬側と同様に舌側の歯間乳頭部に追加麻酔を行う．
③歯間部および乳頭部は，頬側の浸潤麻酔後に貧血帯ができているのを確認してから行うと，無痛的に麻酔が行える．

（3）根尖相当部への麻酔と歯間乳頭部への麻酔
　歯周外科治療の際には疼痛と出血への対策が必要である．疼痛を抑制するためには，根尖部に対して確実に行い，その補足と出血抑制（止血）のために，歯間乳頭部への麻酔を適量行うとよい．前述のように，下顎臼歯部では，歯肉頬移行部への注射のみでは奏功が不十分となるため，歯根膜内注射や下顎孔伝達麻酔を用いる．

10 キュレッタージ，新付着術

キュレッタージとは

　キュレッタージ（Curettage，歯周ポケット掻爬術）は，よく研磨されたキュレット型スケーラー（グレーシーキュレット）を使用して，局所麻酔下で，歯肉溝上皮と上皮下結合組織の一部を掻爬除去する方法である．同時に根面のスケーリング・ルートプレーニング（SRP）を行い，洗浄後，歯周パックまたは縫合を行う．掻爬後の健康な歯肉結合組織とSRPにより滑沢化された歯根表面のセメント質または象牙質の両者を，歯周パックまたは縫合により密着させることで，治癒後の歯根面への新付着を期待した術式である．

　キュレッタージは，歯肉弁の剥離を行わず，キュレットのみを使用して行う術式であるため，キュレット刃部が到達困難な部位（歯周ポケット底部周囲組織など）の炎症組織を取り残す可能性が高い．また，実際には長い上皮性の付着での治癒経過をたどる（図10-1）．

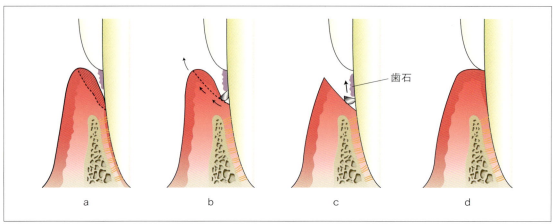

図10-1　キュレッタージの模式図
a：ポケット底部より歯肉頂に向けたキュレッタージにより除去される部位を波線で示す．歯肉溝上皮と上皮下結合組織の一部を掻爬除去する．
b：グレーシーキュレットの刃部を，歯根面とは逆方向（術者側）に向け，ポケット底部に挿入し，歯冠側方向に向けて掻爬を行う．
c：グレーシーキュレットの刃部を歯根側に向け，スケーリング・ルートプレーニングを行い，洗浄後，パックまたは縫合を行う．
d：長い上皮性の付着による治癒形態を示す．

新付着術とは

新付着術(Excisional New Attachment Procedure; ENAP)は，歯周ポケットを形成する炎症性歯肉溝上皮と上皮下結合組織を，メスを使用して切開除去し，スケーリング・ルートプレーニングした健康な歯根面と縫合，密着させることによって，歯肉結合組織と歯根面に新付着を得ることを目的に行う．メスを使用し，ポケット底部に向けた内斜切開を行い，剥離は最小限にとどめるため，歯槽骨は露出せず，骨に対する処置を行わないのが基本術式であり，切除除去する軟組織部分は，キュレッタージとほぼ同じである(図10-2)．

実際の臨床の場では，歯槽骨に対する処置が必要でない症例は非常に少ないため，現在ではほとんど行われない術式である．実際には長い上皮性の付着での治癒経過をたどる．

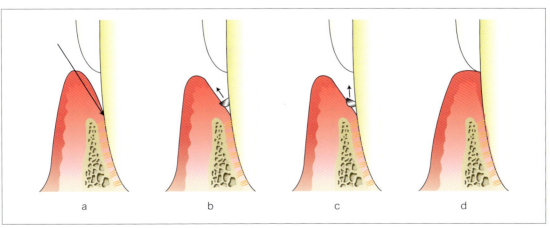

図10-2　新付着術の模式図
a：歯肉頂よりポケット底部に向けた切開を行う．
b：切開した上皮および結合組織を，鎌型スケーラー，グレーシーキュレットなどで除去する．
c：その後，根面のスケーリング・ルートプレーニングを行い，生理食塩水で十分に洗浄する．
d：実際の治癒は，長い上皮性の付着によるものである．

キュレッタージの適応症
(1) 4〜5 mm 程度の骨縁上ポケット部位．
(2) 6 mm 以上の深い歯周ポケット部位で，フラップ手術前に歯周組織の炎症を軽減させておきたい症例．
(3) 過去に歯周外科治療を実施したが，再評価検査またはサポーティブペリオドンタルセラピー時の歯周病検査で，再発が認められる部位．
(4) 侵襲の少ない外科的治療を希望する場合．

キュレッタージの禁忌症
(1) 6 mm 以上の深い歯周ポケット（とくに骨縁下ポケット）．
(2) 線維性の歯肉増殖が認められる症例．
(3) 根分岐部病変や根面に複雑な凹凸や裂溝が存在する症例．

新付着術の適応症
(1) 4〜5 mm 程度の骨縁上ポケット．
(2) 審美性を重視した前歯部．

新付着術の禁忌症
(1) 骨縁下ポケット．
(2) 6 mm 以上の深い歯周ポケット．

キュレッタージの術式

（1）手術部の消毒
過酸化水素およびベンゼトニウム綿球で術部の消毒を行う．

（2）局所麻酔（浸潤麻酔）
歯間乳頭部への浸潤麻酔は疼痛が強いため，まず痛みの少ない粘膜下に浸潤麻酔を行う（図10-3a）．粘膜下への麻酔数分後，歯間乳頭に浸潤麻酔を行う（図10-3b）．

（3）歯周ポケットの掻爬
グレーシーキュレットの刃部を，歯根面とは逆方向（術者側）に向け，歯面中央部からポケット内部に挿入し，回転させながら歯間乳頭方向に向けて掻爬を行う．そのとき，指の腹で歯肉の上から軽く圧迫すると掻爬しやすい．その後，根面のスケーリング・ルートプレーニングを行う（図10-4～12）．

（4）生理食塩水によるポケット内の洗浄
生理食塩水で十分に洗浄を行い，とくに歯石がポケット内に残存しないように注意する（図10-13）．

（5）縫合（単純，8の字縫合など）または歯周パック
ここではコーパックを練和し，頰側および口蓋側へパックを行った（図10-14～17）．

（6）術後の注意，投薬
抗菌薬，鎮痛薬，洗口剤の投与を行う．歯周パックは3～7日後に除去するため，その間の手術部位への歯ブラシは禁止する．術後1か月以内は歯ブラシの毛先を歯肉に強く当てないように指導する．

症例1-① キュレッタージの術式（局所麻酔〜歯周ポケット搔爬）

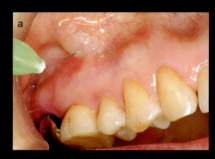
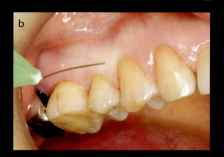

図10-3a, b　a：歯間乳頭部への浸潤麻酔は疼痛が強いため，まず痛みの少ない粘膜下に浸潤麻酔を行う．b：数分後，歯間乳頭に浸潤麻酔を行う

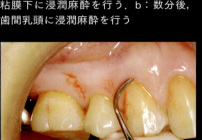
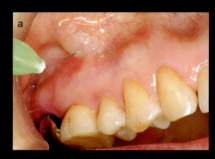
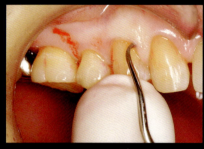

図10-4　上顎右側小臼歯のキュレッタージ．11/12グレーシーキュレット刃部を術者側に向け歯冠中央部からキュレットをポケット内に挿入する．レストを，キュレッタージを行う歯のなるべく近くに置くように心がける

図10-5　歯冠中央部から近心へのキュレッタージ

図10-6　キュレッタージ中にレストが浮き上がらないようにする．レストを中心とし，近心に向けてキュレットを回転させる

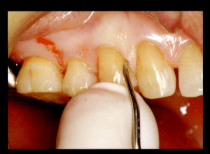
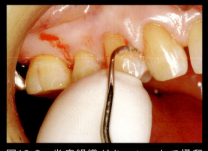
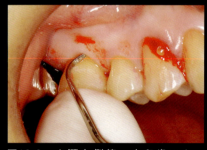

図10-7　さらに近心方向に回転させる

図10-8　炎症組織がキュレットで搔爬除去された

図10-9　上顎右側第一大臼歯のキュレッタージ．グレーシーキュレット刃部を術者側に向け，歯冠中央部からキュレットをポケット内に挿入する

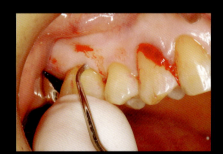
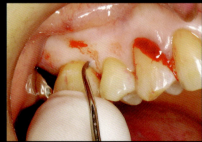
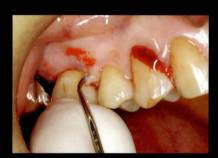

図10-10　レストを中心とし，歯冠中央部から近心へとキュレットを回転させキュレッタージを行う

図10-11　レストを中心とし，近心に向けてキュレッタージを行う．そのとき，歯肉方向にキュレットで圧を加えながらキュレットを動かす

図10-12　搔爬除去された炎症組織が認められる

症例1-② （ポケットの洗浄～歯周パック）

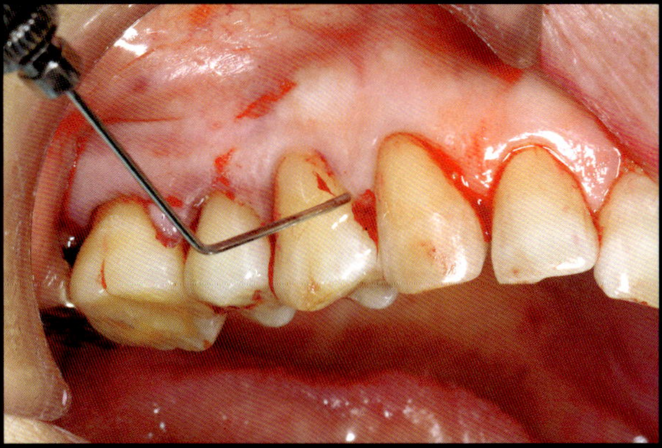

図10-13　生理食塩水で十分に洗浄を行い，とくに歯石がポケット内に残存しないように注意する

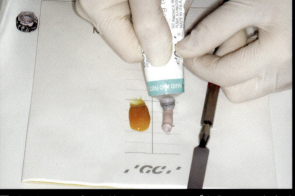
図10-14　コーパックは，2つのチューブからペーストタイプの2剤を等量練板上に押し出し，スパチュラで練和する

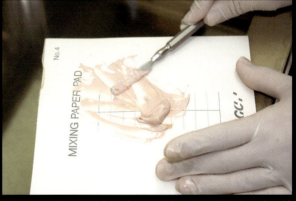
図10-15　パックの色が均一になり，やや硬くなるまで練和する

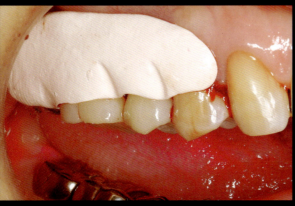
図10-16　頰側に歯周パックを行った

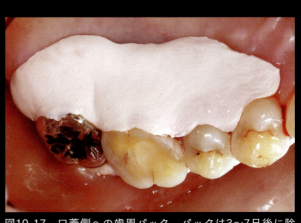
図10-17　口蓋側への歯周パック．パックは3～7日後に除去する．歯ブラシは約1週間禁止する．

11 歯肉切除術

歯肉切除術とは

　歯肉切除術（Gingivectomy）とは，歯周ポケットを減少または除去する目的で不良肉芽も含めて歯肉を切除除去する方法で，術後にプラークコントロールしやすい歯周環境を回復させることを目的とする．これに対し，歯肉整形術（Gingivoplasty）は，ポケットの改善のためでなく，生理的な歯肉の形態を獲得するために行われる方法である[5]．歯肉切除後に不整となった歯肉部分に歯肉整形術を行うため，一般に，歯肉切除と歯肉整形術は同時に行われる．

歯肉切除術の適応症

(1) 骨縁上ポケットで歯肉切除を行っても十分な幅の付着歯肉がある症例．
(2) 歯肉の肥厚や増殖などで仮性ポケットを形成している症例．
(3) 線維性の歯肉増殖が認められる症例．
(4) 歯冠の未萌出や歯肉縁下う蝕などのために臨床的歯冠長の改善を必要とする症例．

歯肉切除術の禁忌症

(1) 骨縁下ポケットを有する症例．
(2) ポケット底部が歯肉歯槽粘膜境と同位置か，深い症例．
(3) 付着歯肉が狭く歯肉を切除すると付着歯肉がなくなる症例．
(4) 術後に審美性を損なう可能性がある症例．
(5) 手術部位に小帯の位置異常がある症例．

歯肉切除術で使用する器具

(1) 麻酔用具一式
(2) クレーン・カプランまたはゴールドマン・フォックスのポケットマーカー（図11-1）
(3) ポケット探針
(4) 替刃メス（#15, #12）
(5) カークランドナイフ
(6) 鎌型スケーラー，グレーシーキュレット
(7) 歯周パック

歯肉切除術

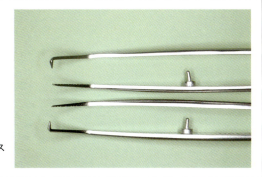

図11-1 ゴールドマン・フォックスのポケットマーカー

歯肉切除術の術式

（1）手術部の消毒
過酸化水素および塩化ベンゼトニウム綿球で術部の消毒を行う．

（2）表面麻酔および浸潤麻酔（局所麻酔）
表面麻酔後，根尖相当部粘膜下に浸潤麻酔を行う．4～5分経過後，麻酔の効果が出た後に切除予定歯肉（図11-6参照）に浸潤麻酔を行うと痛みが少ない．

（3）ポケット底部の印記（図11-2のa）
クレーン・カプランまたはゴールドマン・フォックスのポケットマーカーを歯周ポケット底部まで挿入し，ポケット深さを歯肉組織に印記する．印記部位には出血点を生じ，この出血点がポケット底の位置を表すことになる．

ポケットマーカーがない場合は，ポケット探針で歯肉切除部位の歯周ポケット深さを測定し，測定値の目盛を辺縁歯肉に合わせて唇頬側歯肉上にポケット探針を置くと，ポケット探針の先端部分はポケット底の位置を示しているため，目安となる．

（4）切開（図11-2のb,c）
切開線は出血点より約1mm根尖側から，ポケット底部に向けた角度約45度の外斜切開である．替刃メス#15またはカークランドナイフを用いると切開しやすい．

（5）切除した歯肉片の除去
鎌型スケーラーやグレーシーキュレットを用いる．

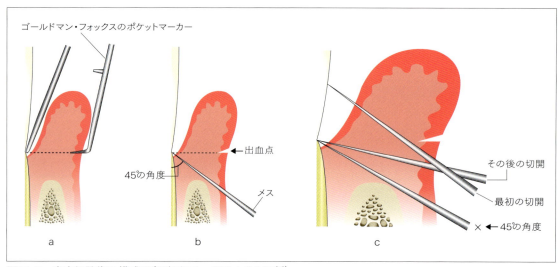

図11-2　歯肉切除術の模式図（國松和司，2007より引用）[5]
a：ポケット底の印記．ポケットマーカーを使用して印記する．
b：出血点の約1mm根尖側からポケット底部に向かう約45度の外斜切開を行う．
c：歯肉が厚い場合の切開線．45度の原則を守って一度に切開すると，必要以上に付着（角化）歯肉を切除除去してしまう危険性があるため，やや鈍角に切開を入れ，次に歯肉の形態を考慮しながらポケット底部に向けた切開を入れる．その後，歯肉整形を行う．

（6）スケーリング・ルートプレーニング（SRP）

直視下で行う．

（7）歯肉整形

切開後の歯肉の形態を生理的に修正し，鋭縁は移行的に，不整部はトリミングして滑沢にする．その際，メスだけでなく歯肉鋏なども使用する．

（8）生理食塩水による術部の洗浄

（9）歯周パック

滅菌ガーゼで術部を圧迫・止血し，その後，創部の保護を目的として歯周パックで被覆する．上皮の再生に7〜10日を要するので，歯周パックは1〜2週間施す．

（10）術後の注意，投薬

抗菌薬，鎮痛薬，洗口剤の投与を行う．歯周パックを除去するまでは，手術部位への歯ブラシは禁止する．術後1か月以内は歯ブラシの毛先を歯肉に強く当てないように指導する．

症例1-① 歯肉切除術の術式（初診〜6か月後）

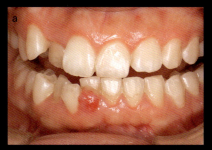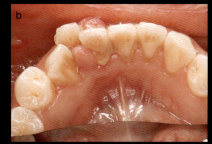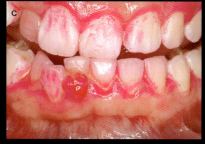

図11-3a〜c　25歳女性，下顎前歯歯間乳頭部に炎症性エプーリス様歯肉増殖を認めた（初診時）．a：正面観．b：下顎前歯舌側面観；口腔清掃状態が悪く，多量のプラークおよび歯石沈着を認める．c：歯垢染色後；歯肉切除術前に歯周基本治療（口腔衛生指導，スケーリング，スケーリング・ルートプレーニング）を確実に行う

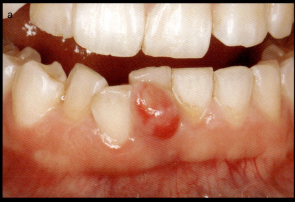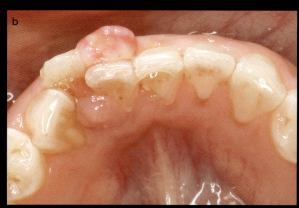

図11-4a, b　初診から2か月後．a：下顎前歯唇側面観．b：下顎前歯舌側面観

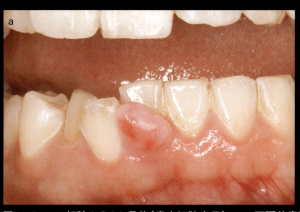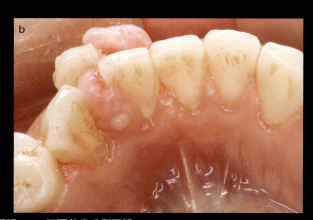

図11-5a, b　初診から6か月後（歯肉切除当日）．a：下顎前歯唇側面観．b：下顎前歯舌側面観

症例1-② (浸潤麻酔〜歯肉切除)

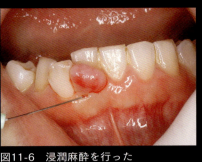

図11-6 浸潤麻酔を行った

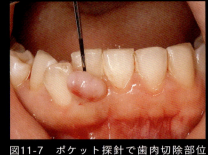

図11-7 ポケット探針で歯肉切除部位の歯周ポケット深さを測定する

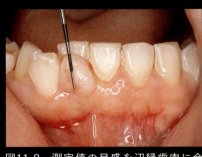

図11-8 測定値の目盛を辺縁歯肉に合わせて唇側歯肉上にポケット探針を置くと、ポケット探針の先端部分はポケット底の位置を示している

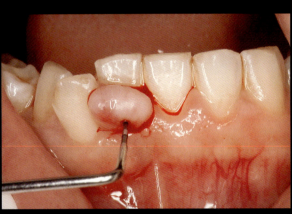

図11-9 ポケット探針を使用してポケット底部の位置を印記する

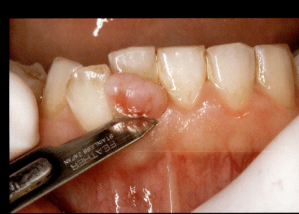

図11-10 替刃メス #15を使用して出血点より約1mm根尖側からポケット底部に向けた角度約45度の外斜切開を行う

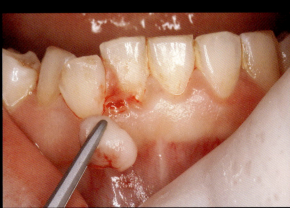

図11-11 切除した唇側歯肉を除去した

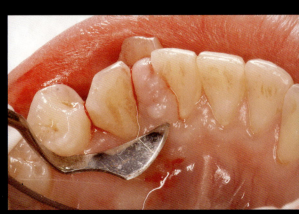

図11-12 カークランドナイフを使用して出血点より約1mm根尖側からポケット底部に向けた角度約45度の外斜

症例1-③ (歯肉整形〜術後1か月後)

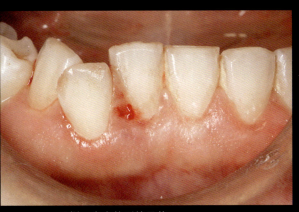

図11-13a 唇側の歯肉整形終了後

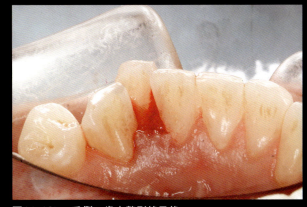

図11-13b 舌側の歯肉整形終了後

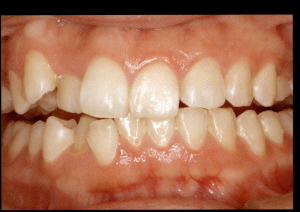

図11-14a 歯肉切除1か月後の唇側面観

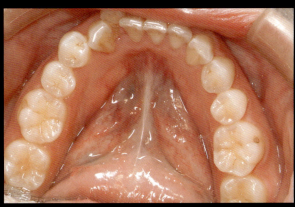

図11-14b 歯肉切除1か月後の舌側面観

＜歯肉切除術の注意点＞

　歯肉切除術は，一部健康な組織を含む病変部の歯肉組織を一挙に除去するため，切開線の設定には細心の注意を払う．術後に残存する角化歯肉の量はどれくらいか，審美的配慮は十分になされているか，術前の患者への十分な説明と，確実な同意が得られているかなど，トラブル防止への配慮も必要である．また，縫合を行わない手術法であるため，止血を確実に行うようにする．そのため，出血傾向にある患者には不適当な手術であるが，出血傾向がない場合でも，患者には的確な術後の指示を与え，後出血を生じさせないように促すことが重要である[5]．

12 フラップ手術

フラップ手術とは

　フラップ手術(歯肉剥離掻爬手術：FOP；Flap Operation)は，メスを使用して歯冠形態に沿った切開を行った後，歯肉弁を剥離翻転し，患部を直視しながら，炎症性肉芽の除去，深部のスケーリング・ルートプレーニング，歯槽骨の形態修正，骨移植，組織再生誘導法を行うことのできる術式である．

　切開を行う際には，必要に応じて切開線のデザインを変化させ，歯肉弁の長さの調節，歯槽骨に対する処置，組織再生誘導法(GTR法)などを行うことが可能である．

＜Widman改良法＞

　Widman改良法(Modified Widman Flap)は，Newman(1912年)が報告し，Widman(1916年)が改良した手術法を，RamfjordとNissle(1974年)がさらに改良した術式である．

　切開は，1次切開(内斜切開)，2次切開(歯肉溝切開)，3次切開(水平切開)よりなり，剥離は骨頂2～3mmが露出するのにとどめ，スケーリング・ルートプレーニングおよび肉芽の除去を行い，骨の整形削除は歯肉弁の適合を妨げる部位のみに行うか，行わずにフラップを元に戻して縫合する．根面の露出を可及的に防ぎ，審美的な結果を期待する術式である．

フラップ手術の適応症

(1) 歯周基本治療終了後に5mm以上の歯周ポケットが存在し，根面への器具の到達が困難な場合．
(2) 歯槽骨の形態修正や骨移植が必要な症例．
(3) 骨縁下ポケット，歯肉縁下う蝕などが存在し，生物学的幅径を再現する必要がある場合．
(4) 歯周組織再生療法(GTR法，エムドゲイン®，リグロス®)を行う場合．

フラップ手術の禁忌症

(1) 一般的外科処置の非適応症(全身疾患など)．
(2) プラークコントロールが不十分な場合や，治療に非協力的な場合．

フラップ手術の術式

（1）手術部の消毒
過酸化水素および塩化ベンゼトニウム綿球で術部の消毒を行う．

（2）表面麻酔および浸潤麻酔（局所麻酔）
表面麻酔後，根尖相当部粘膜下に浸潤麻酔を行う．4～5分経過後，麻酔の効果が出た後に歯間乳頭部（図12-40参照）に浸潤麻酔を行うと痛みが少ない．

（3）術前のポケット診査
浸潤麻酔下で，ポケット探針を歯槽骨に達するまで挿入し，骨縁の位置を把握（ボーンサウンディング）する．

（4）切開（図12-1のa）
①歯肉辺縁切開
　歯肉の厚さや角化歯肉の幅により，歯肉縁から数ミリ離した位置に内斜切開を入れる．切開の角度を調整することで，フラップの厚みをコントロールできる．
②歯肉溝切開
　根面に沿わすように歯肉溝内にメスを進める．審美的配慮が必要な部位や，歯周組織再生療法の際に用いることが多い．

（5）剥離（図12-1のb）
＜歯肉弁剥離法の種類＞
①全層弁剥離法
　骨面に達する切開を行い，骨面を露出させるように骨膜を含んだ歯肉骨膜弁を剥離する．
②部分層弁剥離法
　上皮と骨膜の間の結合組織を切開することで骨膜を歯槽骨上に残し，骨膜を含まない粘膜弁を形成する．

（6）肉芽の除去（図12-1のc）

1次切開後，2次切開，3次切開を行うことにより，肉芽が骨面および歯面より分離し，除去が容易になる．肉芽除去の際は，大きなものから歯根面や歯槽骨に付着した小さいものへと順番に取り除く．

①大きな肉芽の除去

モスキートの止血鉗子，鎌型スケーラー，グレーシーキュレットなどを使い，できるだけ一塊として除去する．

②小さな肉芽の除去

鎌型スケーラー，グレーシーキュレット，オルバンファイル，超音波スケーラーなどを使用する．

（7）スケーリング・ルートプレーニング

超音波スケーラー，カマ型スケーラー，グレーシーキュレット，オルバンファイルなどを用いて行う．この際，深部に付着した歯石の取り残しがないよう細心の注意が必要である．

（8）骨整形，骨切除

支持歯槽骨を削除し過ぎないように，より生理的な形態を得るために骨整形を行い，大きな凹凸や鋭縁部が残らないように注意する．骨の形態異常を生理的な形態に修正し，清掃性の高い，メインテナンスしやすい環境を獲得する．また，歯間部に深いクレーター状骨欠損が存在する場合には，頰側または舌側の骨を切除し，歯間部のクレーター状の形態を修正する場合もある．骨欠損の形態によっては，歯周組織の再生を期待し，自家骨移植，GTR法，エムドゲイン®，リグロス®などを使用した歯周組織再生療法を行う．

（9）洗浄，圧迫止血

創面を生理食塩水でよく洗浄し，創内に残留している異物を洗い流し，歯肉弁を所定の位置に戻して圧迫止血する．

フラップ手術 12

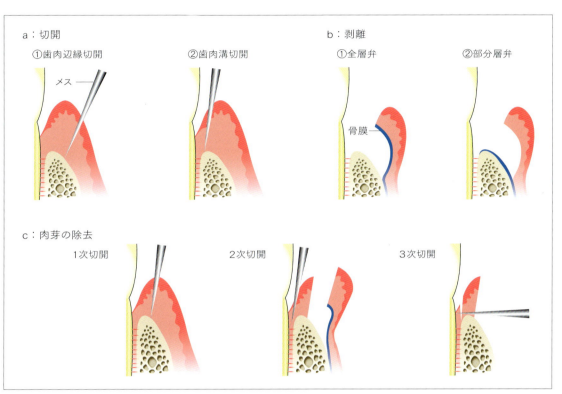

図12-1　フラップ手術の模式図

（10）縫合
　連続懸垂縫合，8の字縫合，垂直マットレス縫合，水平マットレス縫合，その他上記の縫合法の変法などを症例により選択して行う．

（11）歯周パック
　縫合後，止血や歯槽骨と歯肉弁が密着しているのを確認し，パックを行う．止血が完全な場合は，パックを行わないことが多い．

（12）抜糸
　約2週間後に，抜糸を行う．

症例1-① フラップ手術の術式（切開〜剥離〜骨整形）

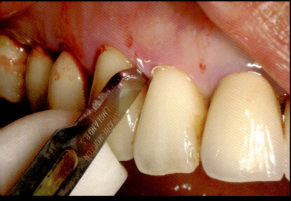

図12-2 替刃メス #15を使用し，歯冠形態に沿って歯間乳頭の形が完全に保持されるように歯肉溝内にメスを進め，骨面に達する切開を行う．審美的配慮が必要な部位や，GTR法やエムドゲインを使用する場合に用いることが多い

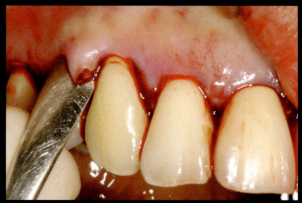

図12-3 骨膜剥離子（写真はプリチャード骨膜剥離子）を使用し，歯間乳頭部から剥離を開始する

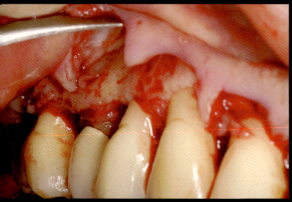

図12-4 骨面を露出させるように骨膜を含んだ歯肉骨膜弁を剥離する

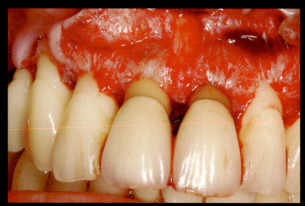

図12-5 2次切開，3次切開を行うことにより，肉芽が骨面および歯面より分離し，除去が容易になる．肉芽除去の際は，大きなものから歯根面や歯槽骨に付着した小さいものへと順番に取り除く

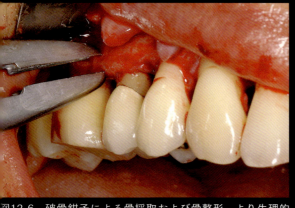

図12-6 破骨鉗子による骨採取および骨整形．より生理的な形態を得るために骨整形を行い，大きな凹凸や鋭縁部が残らないようにする．支持歯槽骨を削除し過ぎないように注意する

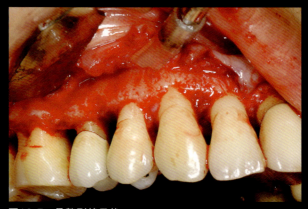

図12-7 骨整形終了後

症例1-② （8の字縫合）

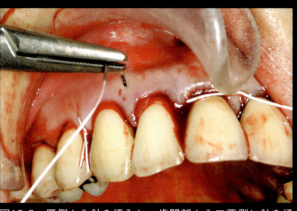

図12-8　唇側から針を挿入し，歯間部から口蓋側に針を通す．唇側の縫合糸の断端は3～4cm残す

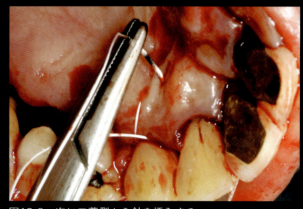

図12-9　次に口蓋側から針を挿入する

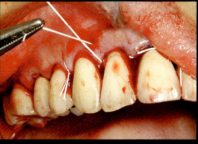

図12-10　針を唇側に移動させると，縫合糸はコンタクト直下で8の字状に交差する

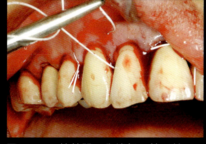

図12-11　持針器の先端部に針が付いている長いほうの縫合糸を時計回りに2回巻き付け，唇側に短く残った縫合糸の断端を持針器で把持する

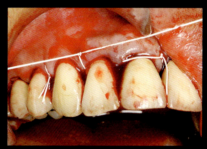

図12-12　持針器で把持した縫合糸の断端を，持針器の先端部に2回巻き付けた縫合糸の間を通しながら引っ張り，最初の結び目を作る

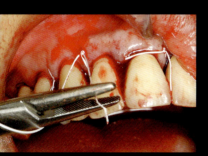

図12-13　持針器の先端に長いほうの糸を反時計回りに1回転巻き付け，短く残った縫合糸の断端を把持する

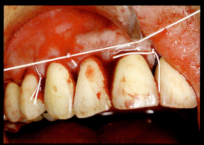

図12-14　持針器で把持した縫合糸の断端を，持針器の先端部に巻き付けた縫合糸の間を通しながら引っ張り，2回目の結び目を作る

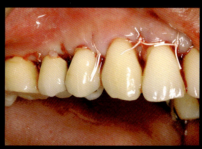

図12-15　縫合糸の断端が短くなりすぎないように注意して歯肉鋏で糸の断端を切断する（短すぎると結び目が解ける可能性があるため，1cm程度残す）

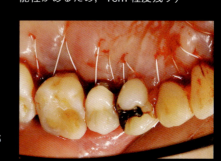

図12-16　縫合後の口蓋面観．大臼歯部は水平マットレス縫合を行った

症例2-①　フラップ手術：歯冠長延長術（術前〜切開）

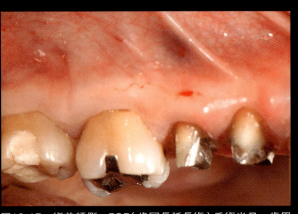

図12-17　術前頬側．FOP（歯冠長延長術）手術当日．歯周基本治療後，上顎右側臼歯部頬側に2〜3mm程度の歯周ポケットが認められた．角化歯肉幅は十分であった

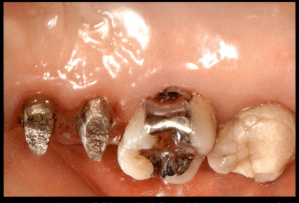

図12-18　術前口蓋側．上顎右側臼歯部に3〜4mmの歯周ポケットが認められた．第一・第二大臼歯口蓋側のう蝕は歯肉縁下に及び，第一・第二小臼歯は生物学的幅径を侵襲する状態であったため，テンポラリークラウンの歯肉への圧迫による歯肉の発赤が認められた

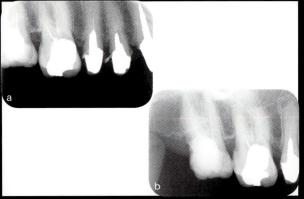

図12-19a, b　a：術前デンタル小臼歯部（平行法）．第一・第二小臼歯の骨頂からの残存歯質は約1mmであった．b：同大臼歯部（平行法）．第一・第二大臼歯は骨頂レベルのう蝕が想定された

図12-20　初診時精密検査（p.7の図1-1を抜粋して使用：以下同様）

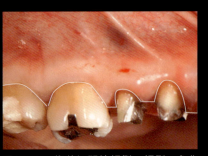

図12-21　術前切開線頬側．頬側の角化歯肉は4mm以上であり，かつ骨切除が必要でないため，歯肉溝内切開を行った

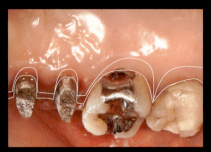

図12-22　術前切開線口蓋側．口蓋側歯肉の移動は不可能なため，①歯肉縁下う蝕の深さ，②適切な生物学的幅径を獲得できる，骨頂から約4mmの健全歯質量の確保，③歯肉の厚さ，④歯根長などを考慮し，あらかじめスキャロップ状に歯肉辺縁切開を行う

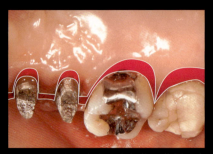

図12-23　術前歯肉除去部位口蓋側．歯間部歯肉も縫合後に余ることが想定されるので，余剰歯肉を除去できるような切開のデザインが必要である（赤塗りつぶし部位：余剰歯肉切除部位）

症例2-② （剥離～骨切除～縫合）

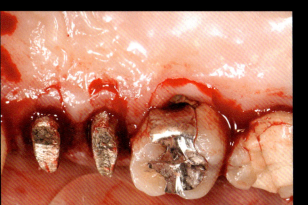

図12-24　切開後口蓋側

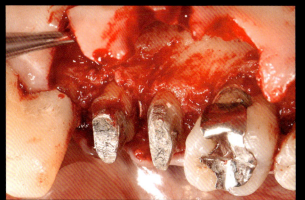

図12-25　小臼歯部剥離後口蓋側．全層弁にて剥離後，第一小臼歯の骨頂からの健全歯質量は約2mm，第二小臼歯は約1mm であった

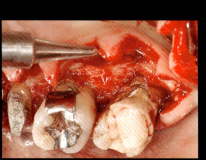

図12-26　大臼歯部剥離後口蓋側．第一・第二大臼歯部の歯肉縁下う蝕は，骨頂から約1mm までの深さに達していた

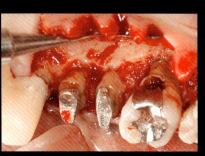

図12-27　小臼歯部骨切除後口蓋側．第一・第二小臼歯の健全歯質量が骨頂から約3～4mm 程度になるまで骨切除を

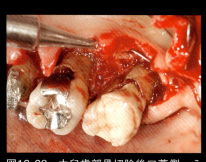

図12-28　大臼歯部骨切除後口蓋側．う蝕除去量を考慮し，う蝕辺縁から骨頂までの距離が約5～6mm 程度になるまで

症例2-③ （術後〜SPT）

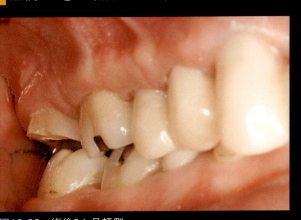

図12-32　術後2か月頰側

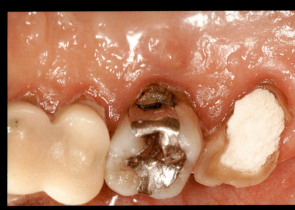

図12-33　術後2か月口蓋側．第一大臼歯は未治療であるが，第二大臼歯は感染根管治療中である

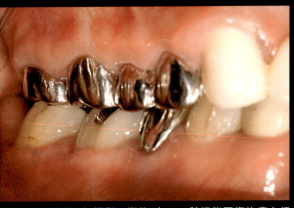

図12-34　術後3年頰側．術後2年で口腔機能回復治療を行い，全部鋳造冠を装着した．SPT 約1年経過

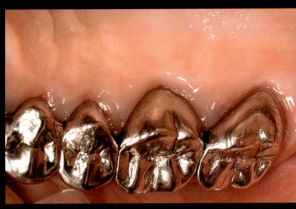

図12-35　術後3年口蓋側．SPT 約1年経過．辺縁歯肉に炎症は認めず良好である

0	0	0	0	0			0		0	0	0				
0	0	0	0	0			0		0	0	0				
0	0	0	0	0			0		0	1	0				
	●	●	●●						●	●	●●				
	●		●							●●					
	332	321	323	323	323			322		323	323	323			
	323	323	223	322	223			322		323	323	323			
8	7	6	5	4	3	2	1	1	2	3	4	5	6	7	8
8	7	6	5	4	3	2	1	1	2	3	4	5	6	7	8
	323	333	333	323	222			323		333	322	223	233		
	333	323	322	223	322			223		322	223	323	333		
		●	●●	●	●				●		●	●●			
								●							
0	0	0	0	0			0		0	0	0				
	1	1	1	0	0			0		0	0	0	1		
0	0	0	0	0			0		0	0	0				

PCR：33%

図12-36　SPT 時精密検査

症例3-① フラップ手術：自家骨移植(術前～切開)

		0	0	0	0		0			0	0	0	0		
		1	1	1	0		0			0	1	1	2		
		1	0	0	0		0			0	1	1	1		
		●	●●●	●●●	●●●										
		●	●●●	●●●	●●●		●●●								
		535	636	838	638		833			636	634	534	63C		
		68C	666	C66	446		833			448	835	666	C36		
8	7	6	5	4	3	2	1	1	2	3	4	5	6	7	8
8	7	6	5	4	3	2	1	1	2	3	4	5	6	7	8
		4C8	763	346	338		333	333	334	434	645	646	58C	534	
		5C6	434	536	638		336	343	333	334	633	633	48C	865	
		●		●●									●	●	
		●●●		●						●			●	●	
		1	0	0	0		0	1	1	0	1	1	0	1	
		1	3	0	3		1	0	1	2	2	2	1	1	
		II	0	0	0		0	0	0	0	0	0	II	I	

PCR：24%

図12-37 初診時精密検査(p.7の図1-1を抜粋して使用：以下同様)

		0	0	0	0		0			0	0	0	0		
		2	2	2	0		1			1	2	2	2		
		2	2	1	0		1			0	0	0	1		
				●											
				●	●										
		434	436	538	436		633			336	334	433	438		
		648	633	938	633		333			533	333	435	C36		
8	7	6	5	4	3	2	1	1	2	3	4	5	6	7	8
8	7	6	5	4	3	2	1	1	2	3	4	5	6	7	8
		688	666	334	333		333	333	333	334	334	535	639	533	
		586	336	435	336		533	333	333	333	633	635	679	643	
												●		●	
		●		●					●●				●		
		2	0	1	0		0	0	1	0	1	1	1	1	
		1	4	0	0		0	0	1	2	2	2	2	2	
		0	0	0	0		0	0	0	0	0	0	0	0	

PCR：32%

図12-38 フラップ手術前精密検査

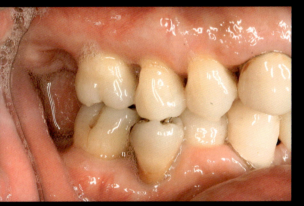

図12-39 初診時頬側面観

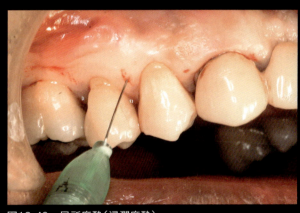

図12-40 局所麻酔(浸潤麻酔)

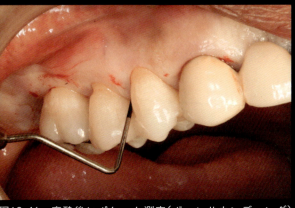

図12-41 麻酔後にポケット測定(ボーンサウンディング)を行う

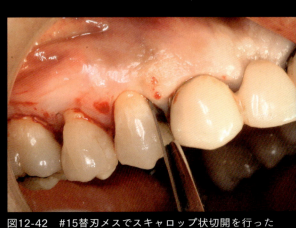

図12-42 #15替刃メスでスキャロップ状切開を行った

症例3-② (剥離〜肉芽除去〜SRP〜骨整形〜自家骨移植)

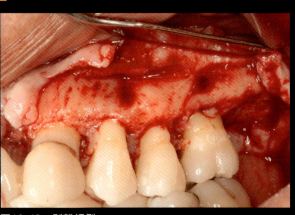

図12-43　剥離頬側

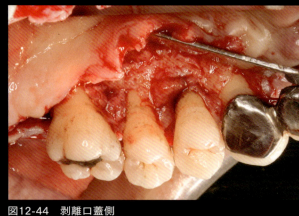

図12-44　剥離口蓋側

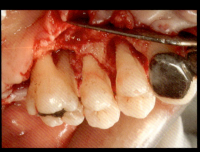

図12-45　肉芽除去およびSRP終了後

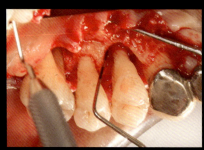

図12-46　約6mmの骨内欠損が存在する

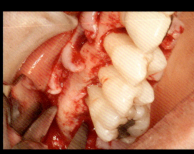

図12-47　破骨鉗子による自家骨採取

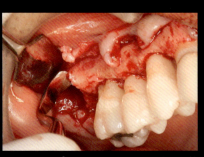

図12-48　ブーザーのボーンチゼルを使用して自家骨採取と骨整形を行った

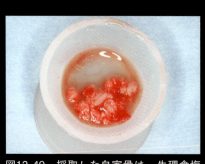

図12-49　採取した自家骨は，生理食塩水内で使用するまで保存する

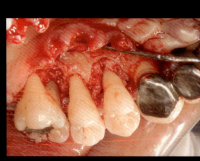

図12-50　自家骨移植を行った

症例3-③ （縫合〜SPT）

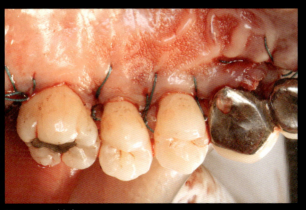

図12-51　縫合

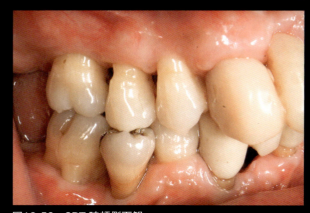

図12-52　SPT時頬側面観

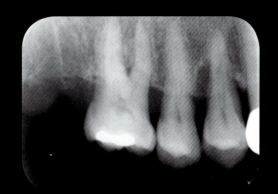

図12-53　初診時エックス線写真

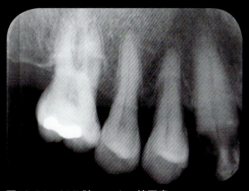

図12-54　SPT時エックス線写真

	0	0	0	0	0		0	0	0	0					
	2	3	3	0	0		1	2	2	2					
	2	2	1	0	0		1	1	1	3					
	433	333	433	433	333		333	333	333	334					
	333	433	533	334	333		333	333	333	333					
8	7	6	5	4	3	2	1	2	3	4	5	6	7	8
8	7	6	5	4	3	2	1	2	3	4	5	6	7	8
	363	333	333	333		222	222	222	333	333	336	433			
	363	333	333	335		333	222	223	333	323	343	433			
		●									●	● ●			
	4	2	2	3		3		2	1	2	1	2			
	3	4	0	2		2		1	1	3	2	3	2		
	0	0	0	0		0		0	0	0	1	0			

PCR：32%

図12-55　SPT時精密検査

13 GTR法による再生療法

組織再生誘導法（GTR法）とは

組織再生誘導法（Guided Tissue Regeneration；GTR法）は，骨欠損部を組織誘導膜で被覆することにより，歯肉上皮細胞または結合組織由来の細胞の進入を防ぎ，膜の内側のスペースに多分化能および再生能力を有する歯根膜由来細胞または歯槽骨由来細胞を誘導し，新付着を伴う歯周組織の再生を期待する手術法である．

フラップ手術後の創傷治癒には，歯肉上皮細胞，歯肉線維芽細胞，歯根膜細胞および骨芽細胞が関与するが，上皮細胞の増殖が最も早く，根面に沿って増殖進入する．その結果，従来のフラップ手術の治癒形態は，長い上皮性付着である．GTR法はその治癒形態を膜という物理的なバリアーにて改善しようとする方法である．

GTR法の適応症

（1）Lindheの分類1〜2度の根分岐部病変
　1度：水平方向の歯周組織の破壊が歯根幅径の1/3以内
　2度：水平方向の歯周組織の破壊が歯根幅径の1/3以上であるが，歯周プローブが貫通しない．

（2）2〜3壁性垂直性骨欠損部位

（3）1〜2歯の歯肉退縮

適応症は，組織誘導膜の内面に歯周組織が再生できるスペースが確保できる部位（垂直性骨欠損や根分岐部病変部位）である．したがって，水平性骨吸収部位は適応ではない．

術前の確実な基本治療の実施が必要であるが，基本治療を徹底的に行うと骨欠損部に歯肉退縮が生じ，組織誘導膜を被覆する歯肉が足りなくなる可能性があることから，歯肉退縮が可及的に生じないような配慮が必要である．

組織誘導膜の種類と形態

（1）吸収性膜

吸収性膜には，合成高分子（ジーシーメンブレン）またはコラーゲン膜（コーケンティッシュガイド，BioMEND®など）がある．術後生体内で吸収することから，膜摘出の手術は必要がない．

（2）非吸収性膜※

主成分は，expanded polytetrafluoroethylene（e-PTFE，テフロン；ゴアテックス）で，カラー部とスカート部よりなる．膜を歯に固定した際，カラー部が歯面に密着し，上皮組織の侵入を防ぐ役割を果たす．スカート部は膜と根面との間のスペースを確保し，骨欠損部への歯肉上皮細胞や線維芽細胞の侵入を防ぐ．手術後，約4～8週後に膜摘出のための手術を行う（※2012年にゴアテックス社が歯科用の非吸収性膜の販売を中止しており，現在国内では吸収性膜のみが認可，販売されている）．

なお，図13-1に各種組織誘導膜の形状を示す．

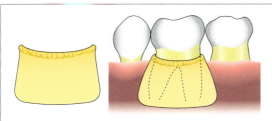
シングルワイド使用例

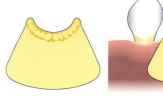
シングルナロー使用例

①シングルワイド（Single wide）
　大臼歯の頰側または舌側（口蓋側）の垂直性骨欠損，根分岐部変に使用する形態．

②シングルナロー（Single narrow）
　前歯，小臼歯の唇頰側，または舌側（口蓋側）の垂直性の骨欠損に使用する形態．

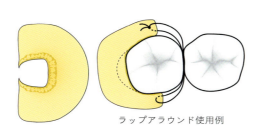
ラップアラウンド使用例

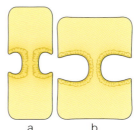
a　b

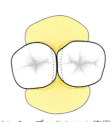
インタープロキシマル使用例

③ラップアラウンド（Wraparound）
　隣在歯のない，近心または遠心の垂直性欠損に使用する形態．

④インタープロキシマル（Interproximal）
　歯間部の骨欠損に使用する形態．前歯・小臼歯部用，大臼歯部がある．
　a：Anterior Interproximal
　b：Posterior Interproximal

図13-1　組織誘導膜の形態

GTR 法の術式

（1）手術部の消毒

　過酸化水素および塩化ベンゼトニウム綿球で術部の消毒を行う．

（2）表面麻酔および浸潤麻酔（局所麻酔）

　表面麻酔後，根尖相当部粘膜下に浸潤麻酔を行う．4〜5分経過後，麻酔の効果が出た後に歯間乳頭部に浸潤麻酔を行う．

（3）切開

　GTRの切開は，膜を被覆できるように，とくに歯冠乳頭部の歯肉は十分に保存する必要があるため，歯肉溝切開を行う．

（4）剥離，歯肉弁の形成

　歯肉弁はフラップ手術と同様に，全層弁で十分に剥離する．膜を十分に被覆するために，歯肉歯槽粘膜境（MGJ）より根尖側で粘膜弁を形成する減張切開が必要なときもある．

（5）肉芽除去，スケーリング・ルートプレーニング

（6）骨整形，自家骨移植のための骨採取

（7）膜の調整，トリミング

　骨欠損部を膜で被覆する場合，膜の大きさはできる限り最小限にするが，骨欠損部辺縁より3mm以上越えて骨面を被覆する．

（8）膜の固定，縫合

　膜の縫合の際には，縫合用プライヤー（コーンのプライヤー）を使用すると便利である．

（9）歯肉弁の縫合

（10）術後の注意点

　術後は基本的にはパックはしない．新生組織が形成されるまでには1〜2か月かかるため，その間の感染に注意し，手術部位を清潔に保つように心がける．抜糸までの2〜4週間は，膜の露出や縫合糸の脱離を防ぐ目的で歯ブラシを禁止し，含嗽剤（クロルヘキシジン，塩化ベンゼトニウムなど）を使用する．その後は軟毛ブラシを使用してもらい，来院時には，手術部位周囲の機械的歯面清掃を行う．膜の露出が認められた場合は，露出部位を滅菌生理食塩水などで十分に洗浄し，清潔を心がける．また，露出部位にペリオクリンなどの抗菌剤の局所投与を行うとよい．

症例1-① GTR法の術式(歯周基本治療〜剥離〜掻爬)

図13-2 歯周精密検査(初診時)(p.7の図1-1を抜粋して使用：以下同様) PCR：36%

図13-3 歯周精密検査(歯周基本治療後) PCR：41%

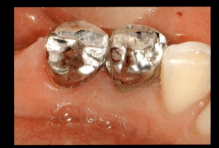

図13-4 歯周基本治療後頬側．GTR手術当日．歯周基本治療後，6̲遠心頬舌側に6mmの歯周ポケットが認められた

図13-5 歯周基本治療後舌側

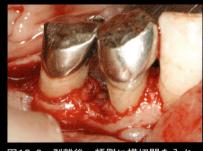

図13-6 剥離後．頬側に横切開を入れ，papilla preservation technique にて切開を行い，全層弁で剥離した．骨内欠損部に肉芽組織が認められる．骨欠損を覆う歯間乳頭の歯肉弁内面に肉芽組織が残存しないように切開を入れることが重要である

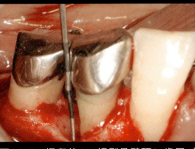

図13-7 掻爬後1：頬側骨壁頂に歯周プローブを置いたところ

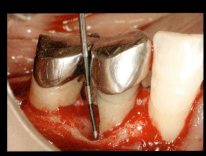

図13-8 掻爬後2：頬側骨欠損底部まで歯周プローブを挿入したところ．頬側には約2mmの骨壁が認められた

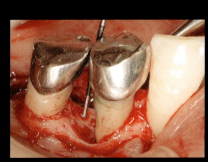

図13-9 掻爬後3：骨内欠損斜面に歯周プローブを置いたところ．歯軸に対して約45度の楔状骨欠損が認められた．舌側にはほとんど骨壁がなかった

症例1-② （膜設置・自家骨移植〜縫合〜抜歯）

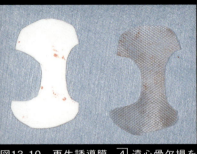

図13-10　再生誘導膜．4|遠心骨欠損を覆うために，試適膜のトリミングを行った(右)．試適膜の形態とほぼ同型に，再生誘導膜のトリミングを行った(インタープロキシマルタイプ，ジーシーメンブレン使用．左)

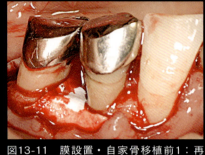

図13-11　膜設置・自家骨移植前1：再生誘導膜を4|遠心骨欠損部に設置した．誘導膜の大きさはできる限り最小限にするが，骨欠損辺縁より3mm以上越えて骨面を被覆する．骨欠損入り口の幅は3〜4mm程度でやや広く，誘導膜の陥没を認めたため，自家骨移植術を併用した

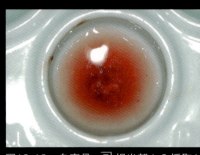

図13-12　自家骨．|7相当部から採取した自家骨．乾燥を防ぐために生理食塩水で満たしている

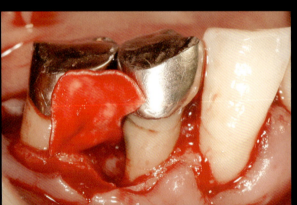

図13-13　膜設置・自家骨移植前2：骨内欠損部に自家骨を移植するために，頰側から誘導膜を拳上した

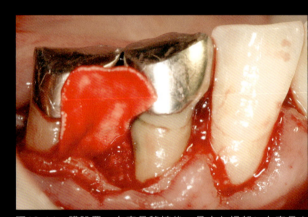

図13-14　膜設置・自家骨移植後．骨内欠損部に自家骨を移植した．とくに吸収性膜の場合は，膜の吸収時に歯肉が落ち込むことが多いため，骨移植が有効である．しかし，歯肉弁の縫合が緊密に行えるように，移植する骨量の調整が必要である

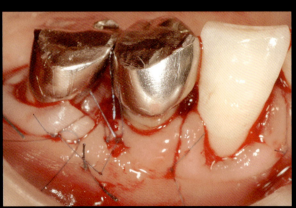

図13-15　縫合後，4|遠心は，インバーテッド垂直マットレス縫合で縫合後，歯間乳頭部に単純縫合を4糸行った．術

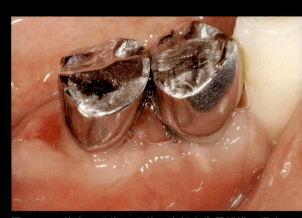

図13-16　抜糸．手術10日後．良好な歯周組織の再生には一次創傷治癒が必須である

症例1-③ （術後〜SPT）

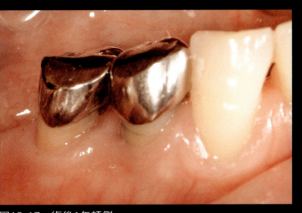

図13-17 術後1年頬側

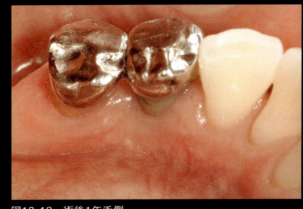

図13-18 術後1年舌側

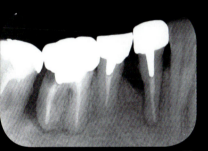

図13-19 初診時のエックス線写真．6|遠心に明瞭な垂直性骨吸収が認められた（歯周基本治療中に7̄6̄|は抜歯）

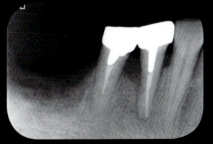

図13-20 術後1か月半のエックス線写真．手術部位の歯槽骨再生による不透過像を認めるが，まだ不明瞭である

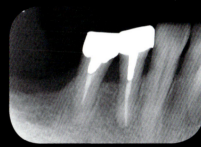

図13-21 術後1年のエックス線写真．手術部位に明瞭な歯槽骨再生像が認められる

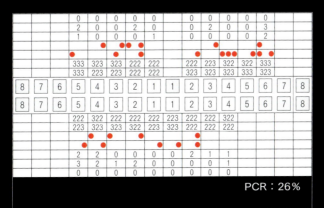

図13-22 歯周精密検査（SPT）

症例2-①　GTR法の術式（術前〜歯周基本治療）

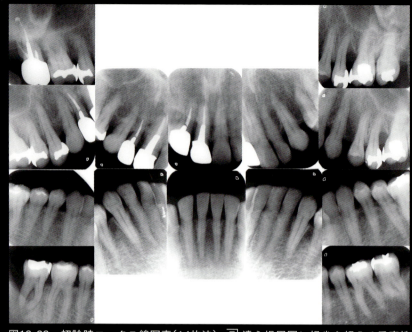

図13-23　初診時エックス線写真（14枚法）．7̄遠心根周囲に根尖を超える垂直性骨吸収を認める

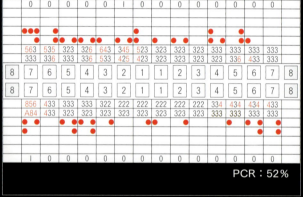

図13-24　初診時精密検査（p.7の図1-1を抜粋して使用：以下同様）．7̄遠心に10mm（Aは10mm）の歯周ポケットが認められた．

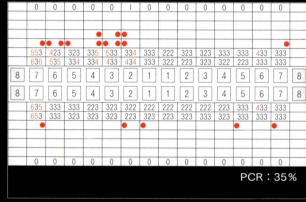

図13-25　歯周基本治療終了時精密検査（初診より約1年後）．7̄遠心の歯周ポケットは6mmに改善した．

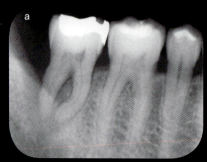
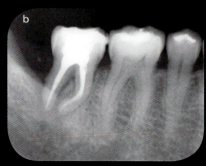

図13-26a, b　7̄に根尖を超える骨吸収が存在し，歯周炎由来の歯内−歯周病変であったため，再生療法前に根管治療を行った．a：根管治療前，b：根管充填後

症例2-② (局所麻酔〜切開〜剥離)

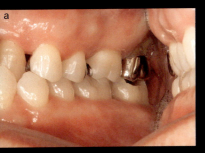
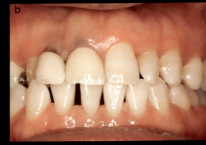
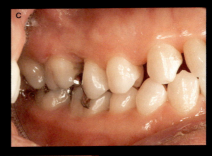
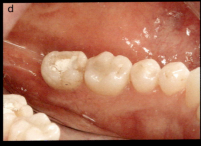
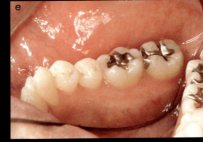
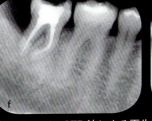
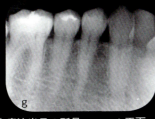
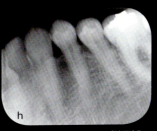
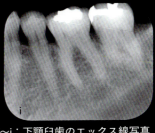

図13-27a〜i　GTR法による再生療法当日の所見．a〜e：正面，左右臼歯頬側面，下顎舌側面観．f〜i：下顎臼歯のエックス線写真

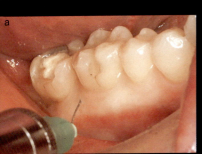
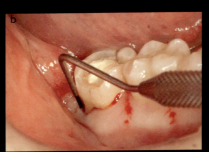
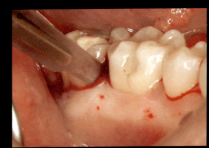

図13-28a〜c　GTR法による手術．a：まず，根尖相当部粘膜下に浸潤麻酔を行う．約4分経過後，浸潤麻酔の効果が出た後に歯間乳頭歯肉に浸潤麻酔を行うと痛みが少ない．b：浸麻下でのプロービング(ボーンサウンディング)を行う．c：替刃メス #15および #12を使用して歯肉溝切開を開始する

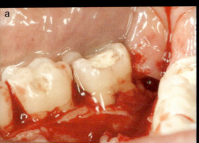
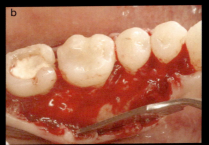
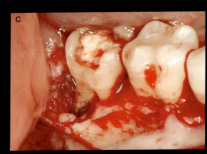

図13-29a〜c　歯間乳頭部歯肉を起点として，歯肉が損傷しないように注意部深く剥離を行う．a：剥離直後の頬側面観．b：剥離直後の舌側面観．c：7┃遠心根頬側から遠心にかけて，広範囲の垂直性骨吸収と縁下歯石の沈着を認める．

症例2-③ (肉芽除去～SRP～自家骨移植～縫合)

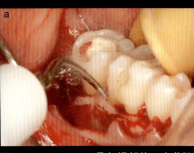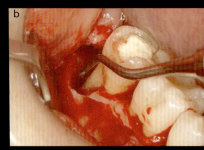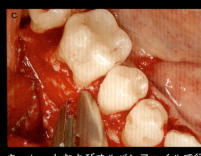

図13-30a～c　a：骨欠損部位の肉芽除去およびSRPを超音波スケーラー，グレーシーキュレットおよびオルバンファイルで行う．b：肉芽除去が完了すると，幅の広い骨欠損が $\boxed{7}$ 遠心根頬側から遠心にかけて認められた．c：破骨鉗子およびブーザーペリオドンタルチゼルで自家骨採取を行った

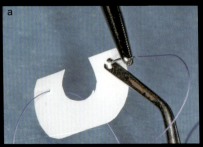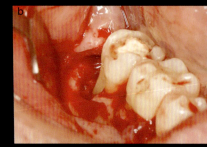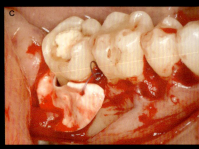

図13-31a～c　a：トリミングを行った吸収性GTR膜(ラップアラウンドタイプ)にコーンのプライヤーを使用して吸収性糸を通す．b：自家骨移植を行った．c：GTR膜を設置し，吸収性糸で縫合固定する

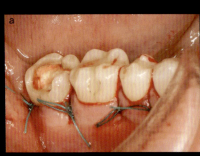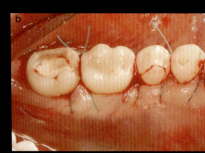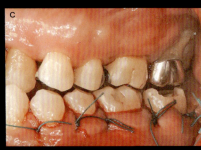

図13-32a～c　縫合終了．テフロンコーティングしたポリステル糸(4-0)を使用した．基本的にはパックはしない

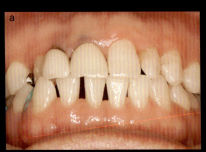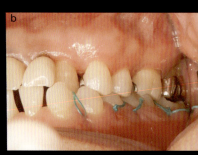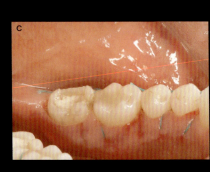

図13-33a～c　手術1週間後の消毒時，必要に応じて再投薬，咬合調整などを行う

症例2-④ （術後〜SPT）

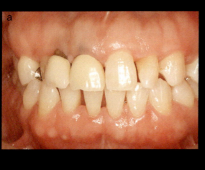
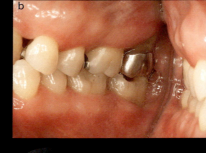
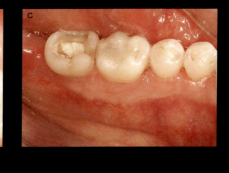
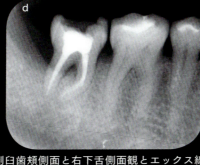

図13-34a〜d　手術4か月後．正面観，右側臼歯頬側面と右下舌側面観とエックス線写真．7|遠心に歯周組織の再生像が認められた

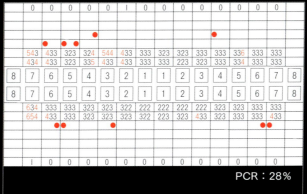

図13-35　手術4か月後の精密検査．7|遠心に6mmの歯周ポケットが残存するが，SPTを継続して行っていく

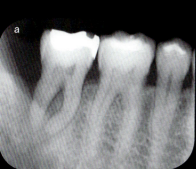
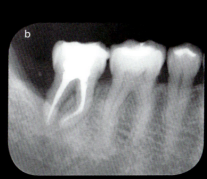
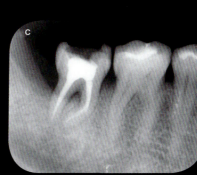

図13-36a〜c　a：初診，b：根管治療終了後，c：GTR手術4か月後のエックス線写真の比較

14 エムドゲイン®を用いた再生療法

エムドゲイン®とは

　エムドゲイン®(Emdogain®)は，幼若ブタ歯胚より抽出，粗精製された製剤で，エナメルタンパク(アメロジェニン，エナメリン，シースプロテイン)および成長因子[トランスフォーミンググロースファクターβ(TGF-β)，骨誘導因子(BMP)など]を成分として含有する．歯胚の粗抽出物であることから，その中に含まれるすべての成分は明らかでない．

　エムドゲイン®は，歯根膜中の未分化幹細胞をセメント芽細胞，骨芽細胞および歯根膜を形成する細胞に分化誘導し，歯周組織の再生を誘導すると考えられる．さらに，エムドゲイン®中に存在するTGF-βは，上皮細胞の増殖を抑制するため，創傷治癒部位への上皮細胞の増殖および侵入が阻害される．

　現在，1液性の加熱製剤であるエムドゲイン®ゲルが商品化され，臨床応用されている．フラップ手術と同様の術式で，骨欠損部の肉芽の除去を行い，スケーリング・ルートプレーニングを行った根面を36％正リン酸ジェル，24％中性EDTAまたは10％クエン酸溶液で根面処理し，血液が根面が汚染される前にエムドゲイン®ゲルを歯根面に塗布し，縫合を行う．術後は基本的には歯周パックはしない．

エムドゲイン®ゲルの適応症

(1) 2〜3壁性の垂直性骨欠損(楔状骨欠損)を有する歯周病変(基本治療終了後のプロービングデプス6mm以上，エックス線所見上深さ4mm以上の垂直性欠損)
(2) 1〜2度の根分岐部病変(Lindleの分類)⇒p.90参照
(3) 歯肉退縮歯(Millerの歯肉退縮の分類におけるクラス1，2)⇒p.11参照
(4) 多数歯にわたる連続した骨欠損部位

　適応症はGTR法に準ずるが，広範囲に手術を行う場合や，垂直性骨欠損よりも水平に近い症例などに使用することも可能であるが，根面へのエムドゲイン®ゲル塗布時に止血が確実であることが重要なポイントであるため，術前の確実な歯周基本治療の実施が必要である．しかしながら，歯周基本治療を徹底的に実施すると骨欠損部に歯肉退縮が生じ，エムドゲイン®ゲルを用いた再生療法後に歯槽骨を再生できるスペースが確保できなくなることから，なるべく大きな歯肉退縮が生じないように配慮して歯周基本治療を行う必要がある．

エムドゲイン®ゲルによる再生療法の術式

（1）手術部の消毒

　過酸化水素および塩化ベンゼトニウム綿球で術部の消毒を行う．

（2）表面麻酔および浸潤麻酔（局所麻酔）

　表面麻酔後，根尖相当部粘膜下に浸潤麻酔を行う．4～5分経過後，麻酔の効果が出た後に歯間乳頭部に浸潤麻酔を行う．

（3）切開

　エムドゲイン®ゲルによる再生療法時には，歯肉溝内切開を行い，術後の歯肉退縮が少なく，エムドゲイン®ゲル塗布部位が完全に被覆できるように，とくに歯間乳頭部の歯肉を十分に保存するように切開する．

（4）剥離，フラップ（歯肉弁）の形成

　歯肉弁はフラップ手術と同様に，全層弁で歯肉歯槽粘膜（MGJ）を越えて剥離する．

（5）肉芽の除去，スケーリング・ルートプレーニング

（6）骨整形，自家骨移植を行う場合には骨採取

（7）根面処理

　36％正リン酸ジェル，24％中性EDTAまたは10％クエン酸溶液で残存するスミヤー層の除去をする．

（8）エムドゲイン®ゲルの塗布

　根面処理後は滅菌生理食塩水で十分洗浄し，血液および唾液で根面が汚染される前に，エムドゲイン®ゲルを最初に根面に塗布し，その後骨欠損部に塗布する．自家骨移植を行う際も，根面にまずエムドゲイン®ゲルを塗布し，骨欠損部に自家骨を移植後，その上からエムドゲイン®ゲルを再度塗布する．

（9）歯肉弁の縫合

（10）術後の注意

　エムドゲイン®ゲル塗布後に歯槽骨の再生するスペースが，歯周パックにより圧迫され，失われることを防ぐために，術後は基本的には歯周パックは行わない．

症例1-① エムドゲイン®の術式(術前〜剥離〜デブライドメント〜SRP)

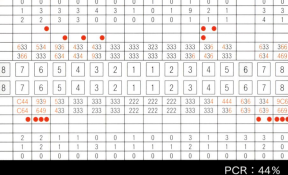

図14-1 初診時精密検査(p.7の図1-1を抜粋して使用:以下同様). 6の近遠心に9mm, 7の遠心頬舌側に12mm(電子カルテでCは12mm)の歯周ポケットが認められた

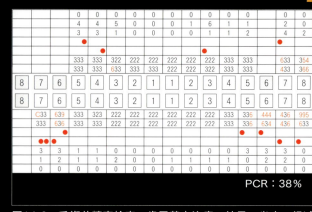

図14-2 手術前精密検査. 歯周基本治療の結果, 炎症の軽減を認めたが, 6の近心舌側に9mm, 7の遠心舌側に12mmの歯周ポケットが残存した. その後, 左側上下顎臼歯部にエムドゲイン®ゲルを使用した再生療法を実施した

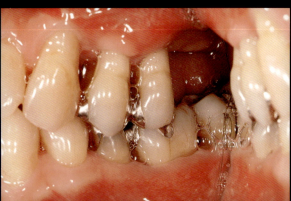

図14-3 初診時右側頬側面観

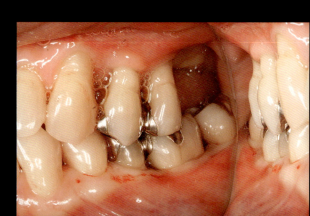

図14-4 手術時右側頬側面観

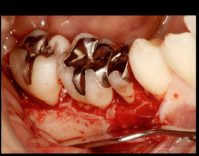

図14-5 剥離直後

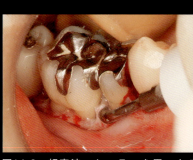

図14-6 超音波スケーラーを用いたデブライドメント

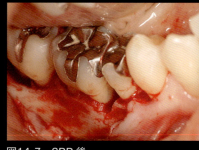

図14-7 SRP後

症例1-② (根面処理〜エムドゲイン®ゲル塗布〜縫合〜SPT)

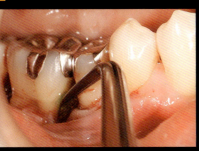

図14-8 クエン酸による根面処理

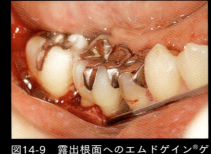

図14-9 露出根面へのエムドゲイン®ゲルの塗布

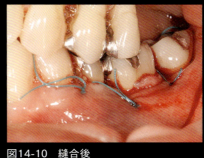

図14-10 縫合後

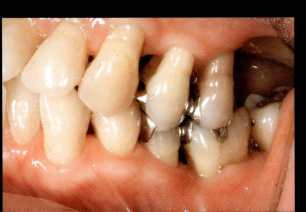

図14-11 SPT時右側頬側面観

							0	0	0	0	0	0	0	0	0	
							3	4	3	2	1	0	2	7	2	2	4
							3	3	2	0	0	0	0	1	2	2	4
							333	333	333	333	333	222	222	333	333	333
							333	333	333	333	333	333	222	333	333	
8	7	6	5	4	3	2	1	1	2	3	4	5	6	7	8
8	7	6	5	4	3	2	1	1	2	3	4	5	6	7	8
							333	333	333	333	222	222	222	222	333	333	333
							333	333	333	222	222	222	222	222	333	333	333
							4	3	2	2	1	2	1	0	1	0	2	3	3	3
							2	3	2	2	2	2	2	2	2	1	1	1	3	2
							0	0	0	0	0	0	0	0	0	0	0	0	0	0

PCR：14%

図14-12 SPT時(右下臼歯部の再生療法から4年)の精密検査．全顎にわたり3mm以下の歯周ポケットで，BOPも1か所認めるのみである

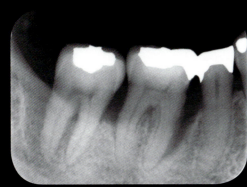

図14-13 初診時エックス線写真．6⏌の近心，7⏌の遠心に根尖付近に達する垂直性(楔状)骨吸収を認める

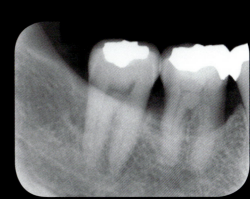

図14-14 SPT時(再生療法から4年)エックス線写真．6⏌の近心，7⏌の遠心の垂直性(楔状)骨吸収の改善が認められる

症例2-① エムドゲイン®の術式：自家骨移植（術前～歯周基本治療）

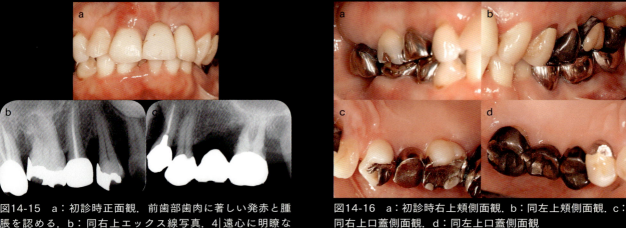

図14-15　a：初診時正面観．前歯部歯肉に著しい発赤と腫脹を認める．b：同右上エックス線写真．7| 遠心に明瞭な垂直性骨吸収が認められた（歯周基本治療中に 7| は抜歯した）．c：同左上エックス線写真．|6 の近遠心に垂直性骨吸収を，歯根面に歯石沈着による不透過像が認められた

図14-16　a：初診時右上頬側面観．b：同左上頬側面観．c：同右上口蓋側面観．d：同左上口蓋側面観

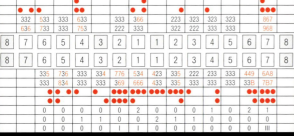

図14-17　初診時精密検査（p.7の図1-1を抜粋して使用）

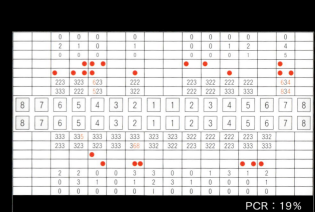

図14-18　基本治療終了時精密検査

図14-19　歯周基本治療後正面観．7|，|1，|7 は歯周基本治療中に抜歯した．|3 は完全埋伏歯であった．上顎にプロビジョナルレストレーションを装着（左図）

図14-20　SRP後左上エックス線写真．歯石沈着による不透過像は認められなかった．|7の近心歯槽硬線はやや明瞭に認められた（右図）

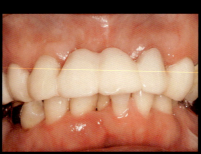

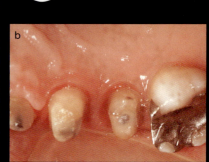

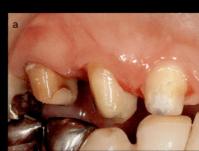

図14-21　a：術前右上頬側面観．歯周基本治療後，4| 遠心に頬側6mm，口蓋に5mmの歯周ポケットが認められた．b：同口蓋側面観

症例2-② （切開〜剥離〜掻爬）

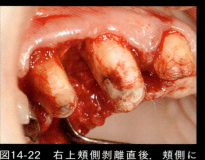

図14-22 右上頬側剥離直後．頬側に横切開を入れ，papilla preservation techniqueにて切開を行い，全層弁で剥離した．4|遠心骨内欠損部が肉芽組織で満たされている

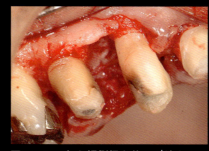

図14-23 右上頬側掻爬後．4|遠心に，頬側の骨壁が高めに残存する幅広い2壁性骨欠損が認められた

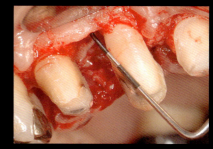

図14-24 右上頬側掻爬後プロービング．頬側骨欠損底部まで歯周プローブを挿入したところ．頬側には3mm程度の骨壁が認められる

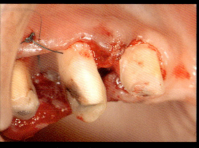

図14-25 右上頬側へのエムドゲイン®ゲルの塗布．インバーテッド垂直マットレス縫合で頬舌側の歯肉弁を縫合した後，クエン酸で根面処理後，エムドゲイン®ゲルを塗布した

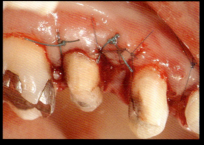

図14-26 右上頬側縫合後．歯間乳頭部に単純縫合を3糸行った．術後は基本的にパックはしない

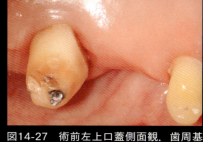

図14-27 術前左上口蓋側面観．歯周基本治療後，|7近遠心頬側および口蓋側に6〜8mmの歯周ポケットが認められた

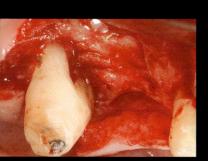

図14-28 左上口蓋側剥離後．|6相当部の横切開は分岐部直上を避け，やや口蓋側に行った．|7近遠心に肉芽組織が認められ，口蓋根歯根面に縁下歯石の残存が認められた

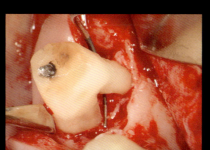

図14-29 左上近心掻爬後．近遠心方向にファーケーションプローブが貫通したため，3度根分岐部病変 Lindheの分類3度が認められた．本来は再生療法の適応外であり，歯肉退縮量およびルートトランクの距離を考慮すると，再生が困難であるが，自家骨移植術の併用で対応することとした

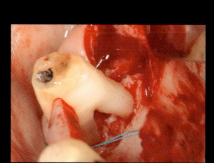

図14-30 左上近心エムドゲイン®ゲル塗布前．インバーテッド垂直マットレス縫合で頬舌側の歯肉弁を縫合した

症例2-③ （エムドゲイン®ゲル塗布〜自家骨移植〜縫合〜SPT）

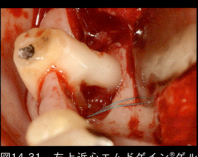
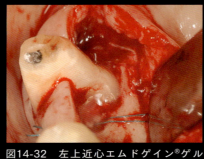
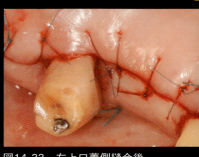

図14-31　左上近心エムドゲイン®ゲル塗布直後．頬側歯肉弁を少し持ち上げ，クエン酸で根面処理後，近遠心から根分岐部を満たすようにエムドゲイン®ゲルを塗布した

図14-32　左上近心エムドゲイン®ゲル塗布，自家骨移植後．根分岐部を埋めるように近遠心から自家骨移植を行った後，再度エムドゲイン®ゲルを塗布した

図14-33　左上口蓋側縫合後

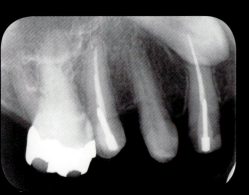

図14-34　右上エックス線写真（術後1年）．手術部位に明瞭な歯槽骨再生像が認められる

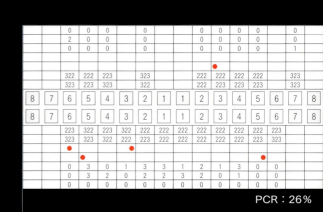

図14-35　SPT時精密検査

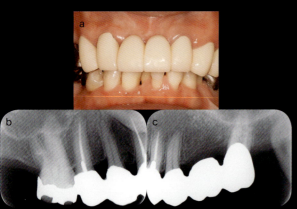

図14-36　a：SPT時正面観．全顎的に歯肉の炎症症状は軽減している．上顎臼歯部以外の深い歯周ポケットはSRPで対応した．b：同右上エックス線写真（術後1年6か月）．歯槽硬線は明瞭で異常所見は認められない．c：同左上エックス線写真（術後1年）．|6の近遠心に再生による歯槽骨の平坦化が認められ，近心側は根分岐部までの距離が近くポイントブラシ（タフトブラシ）での清掃性に配慮した歯冠形態にした

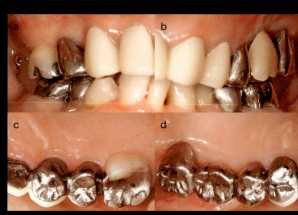

図14-37　a：SPT右上頬側面観．b：同左上頬側面観．c：右上口蓋側面観．d：左上口蓋側面観

症例3-① エムドゲイン®の術式：自家骨移植（術前）

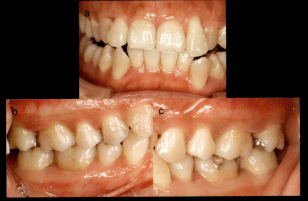

図14-38 a：初診時正面観．b，c：同左右側方面観

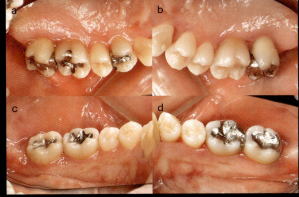

図14-39 a，b：初診時臼歯部口蓋側面観．c，d：同舌側面観

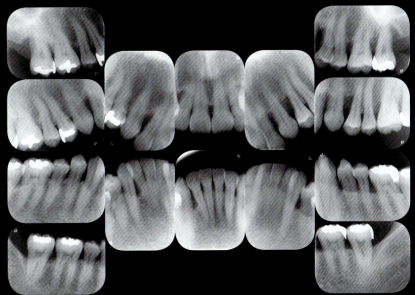

図14-40 初診時14枚法エックス線写真．上下左右7番の遠心，34間，23間に楔状骨欠損が認められる

	0	0	0	0	0	1	0	0	1	0	0	0	0	0	
	1	2	0	0	0	1	0	0	3	0	1	1	1	1	
	1	1	1	1	0	1	0	0	2	1	1	0	2	3	
	●●	●			●	●			●●	●●	●	●	●●	●●	
	●●	●	●	●	●	●		●	●●	●	●●	●●	●●	●●	
	866	634	333	433	337	822	224	433	337	536	633	336	647	559	
	956	634	434	433	336	633	333	434	666	557	833	335	637	646	
8	7	6	5	4	3	2	1	1	2	3	4	5	6	7	8
8	7	6	5	4	3	2	1	1	2	3	4	5	6	7	8
	747	644	434	434	436	633	333	333	434	446	646	546	647	645	
	846	634	434	434	337	434	433	433	334	336	535	536	746	669	
	●●	●●	●●●	●		●	●	●	●	●	●	●	●●	●●	
	●●	●	●	●	●●	●			●	●	●	●●	●●	●●●	
	0	0	1	0	1	2	1	1	1	0	0	1	1	1	
	1	1	0	1	1	0	0	0	0	1	1	1	1	1	
	0	0	0	0	1	1	1	1	1	1	0	0	0	0	

PCR：71％

図14-41 初診時精密検査（p.7の図1-1を抜粋して使用：以下同様）

	0	0	0	1	1	1	1	1	0	0	0	0	0	0	
	2	2	0	0	0	3	0	0	4	0	0	0	2	1	
	1	1	1	2	0	1	0	0	1	0	1	1	2	4	
	●							●					●	●	
	●						●	●			●			●●●	
	333	533	323	323	335	623	325	533	326	328	833	323	535	63A	
	336	333	333	333	335	733	333	533	335	435	A33	334	433	597	
8	7	6	5	4	3	2	1	1	2	3	4	5	6	7	8
8	7	6	5	4	3	2	1	1	2	3	4	5	6	7	8
	35A	333	333	333	337	623	323	333	333	334	467	435	435	35B	
	A46	434	333	333	326	333	323	323	223	327	435	345	433	45B	
					●	●				●	●●	●		●	
	●				●	●				●	●			●●	
	0	0	0	0	2	2	0	0	0	0	1	1	2	2	
	1	1	0	0	4	1	0	0	0	3	0	1	2	2	
	0	0	0	0	0	0	0	0	0	1	0	0	0	0	

PCR：8％

図14-42 再生療法時精密検査

症例3-② （SRP〜根面処理〜エムドゲイン®ゲル塗布〜自家骨移植〜縫合）

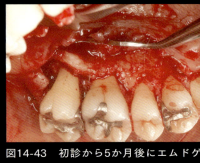

図14-43　初診から5か月後にエムドゲイン®ゲルを用いた再生療法を行った．右上臼歯口蓋側 SRP 後

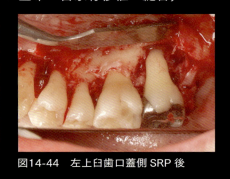

図14-44　左上臼歯口蓋側 SRP 後

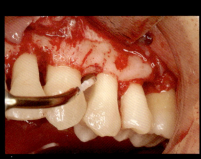

図14-45　Er：YAG レーザー照射

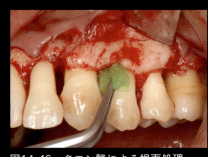

図14-46　クエン酸による根面処理

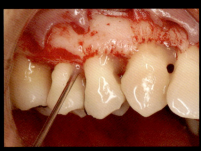

図14-47　根面処理後，生食でよく洗浄し，右側臼歯部にエムドゲイン®ゲルを塗布した

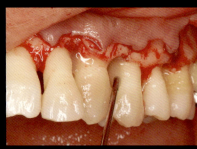

図14-48　左側臼歯部にエムドゲイン®ゲルの塗布を行った

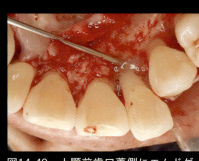

図14-49　上顎前歯口蓋側にエムドゲイン®ゲルの塗布を行った

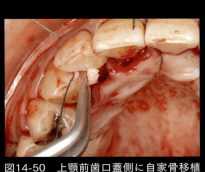

図14-50　上顎前歯口蓋側に自家骨移植を行った

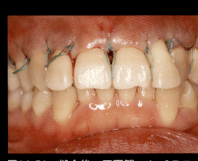

図14-51　縫合後，正面観．4－0テフロン糸を使用した

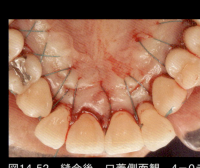

図14-52　縫合後，口蓋側面観．4－0テフロン糸を使用した

症例3-③（術後～SPT）

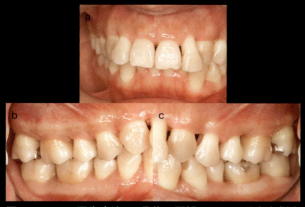

図14-53　a：再生療法4か月後正面観．b，c：同左右側方面観

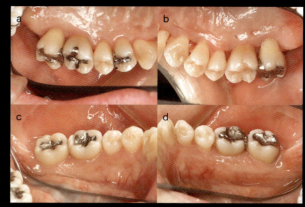

図14-54　a，b：再生療法4か月後臼歯部口蓋側面観．c，d：同舌側面観

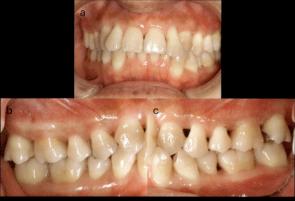

図14-55　a，b：再生療法2年6か月後正面観．c，d：同左右側方面観

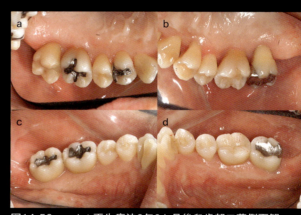

図14-56　a，b：再生療法2年6か月後臼歯部口蓋側面観．c，d：同舌側面観

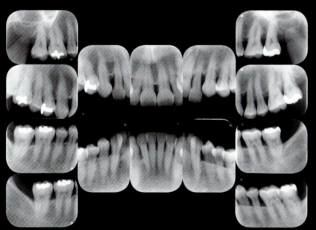

図14-57　SPT時（再生療法2年6か月後）14枚法エックス線写真．全顎的に歯槽骨の平坦化と歯槽硬線の明瞭化を認める．初診時に認められた楔状骨欠損は消失した

0	0	0	0	0	1	1	1	1	0	0	0	0	0		
3	2	0	0	1	4	0	0	4	1	2	0	2	3		
2	1	0	0	0	0	0	0	2	1	2	1	2	5		
333	333	323	323	323	313	323	323	313	323	323	313	333	333		
323	333	312	323	333	322	323	323	323	223	322	223	333	323		
8	7	6	5	4	3	2	1	1	2	3	4	5	6	7	8
8	7	6	5	4	3	2	1	1	2	3	4	5	6	7	8
333	333	323	323	313	312	212	211	122	222	323	323	323	323		
333	333	323	323	312	322	212	212	222	313	312	223	333	333		
1	1	0	0	0	0	0	0	0	0	0	0	2	1		
1	1	0	0	0	2	1	1	1	0	2	2	1	1		
0	0	0	0	0	0	0	0	0	0	0	0	0	0		

PCR：10%

図14-58　SPT時精密検査

15 リグロス®を用いた再生療法

リグロス®とは

　リグロス®は，遺伝子組換え技術により製造されたヒト塩基性線維芽細胞成長因子（basic fibroblast growth factor；FGF2）を有効成分とする歯周組織再生剤である．FGF2は，線維芽細胞，血管内皮細胞および平滑筋細胞，上皮細胞などの創傷治癒に関与する細胞の遊走や細胞増殖を促進し，臨床試験で，褥瘡や皮膚潰瘍に対する有効性と安全性が認められ，2001年からフィブラスト®スプレーとして販売されている．FGF2は，非臨床試験において歯周組織欠損部の未分化間葉系細胞，歯根膜由来細胞，血管内皮細胞に対して細胞増殖および血管新生を促進する．さらに増殖した細胞は骨芽細胞やセメント芽細胞に分化し，歯槽骨，セメント質，歯根膜の新生と結合組織性付着を再構築し，歯周組織の再生を誘導すると考えられる．2001年からフラップ手術を行う慢性歯周炎患者を対象とした約1000名の臨床試験が実施され，歯槽骨の新生など歯周組織再生に対するFGF2の有効性および安全性が確認され，2016年9月に歯周組織再生剤「リグロス®歯科用液キット」の製造販売が承認された．

　フラップ手術と同様の術式で，骨欠損部の肉芽の除去を行い，スケーリング・ルートプレーニングを行った後，滅菌生理食塩水で十分洗浄し，血液または唾液で汚染される前に欠損底部を起点に歯槽骨欠損部を満たす量のリグロス®を塗布し，縫合を行う．術後は基本的には歯周パックはしない．

リグロス®の適応症

　歯周基本治療終了後のプロービングポケット深さ4mm以上，骨欠損深さ3mm以上の垂直性骨欠損で，適応症はGTR法に準ずるが，広範囲に手術を行う場合や，垂直性骨欠損よりも水平に近い症例などへの使用も可能である．しかし，添付文書には「術後に歯肉弁の著しい陥凹を生じると予想される骨欠損部位に対しては，他の適切な治療法を考慮すること」とあり，基本的には2～3壁性の垂直性骨欠損が適応となる．またリグロス®塗布時に止血されていることがポイントであり，術前の確実な歯周基本治療の実施が必要である．しかしながら，浸潤麻酔下での過剰なスケーリング・ルートプレーニングを歯周基本治療中に実施すると，骨欠損部に歯肉退縮が生じ，リグロス®を用いた再生療法後に歯槽骨を再生できるスペースが確保できなくなることから，大きな歯肉退縮が生じないように配慮して歯周基本治療を行う必要がある．

リグロス® による再生療法の術式 ※

（1）リグロス® の調整
　リグロス® は用時調製型の製剤のため，製品に同封されている手順に従う．

（2）手術部の消毒
　過酸化水素および塩化ベンゼトニウム綿球で術部の消毒を行う．

（3）表面麻酔および浸潤麻酔（局所麻酔）
　表面麻酔後，根尖相当部粘膜下に浸潤麻酔を行う．4〜5分経過後，麻酔の効果が出た後に歯間乳頭部に浸潤麻酔を行う．

（4）切開
　リグロス® による再生療法時には，歯肉溝内切開を行い，術後の歯肉退縮が少なく，リグロス® 塗布部位が完全に被覆できるように，とくに歯間乳頭部の歯肉を十分に保存するように切開する．

（5）剥離，フラップ（歯肉弁）の形成
　歯肉弁はフラップ手術と同様に，全層弁で歯肉歯槽粘膜（MGJ）を越えて剥離する．

（6）肉芽の除去，スケーリング・ルートプレーニング

（7）必要に応じて骨整形，自家骨移植を行う場合には骨採取
　（リグロス® の臨床試験は自家骨との併用ではなく，単剤で実施されている）

（8）根面処理（必ずしも必要でない）
　筆者は10% クエン酸溶液または24% 中性EDTA で残存するスミヤー層を除去している．根面処理後は生理食塩水で十分洗浄する．

（9）リグロス® の塗布
　血液などで汚染される前に，骨欠損部を満たす量のリグロス® を塗布する．自家骨移植を行う際には，筆者は根面にまずリグロス® を塗布し，骨欠損部に自家骨を移植後，その上からリグロス® 塗布している．

（10）歯肉弁の縫合

（11）術後の注意
　リグロス® 塗布後に歯槽骨の再生するスペースが，歯周パックで圧迫され，失われることを防ぐため，筆者は基本的には歯周パックは行わない．

※なお，リグロス® の購入の際には，製品情報サイト（http://regroth.jp/）内にある e-learning を受講する必要がある．

症例1-① FGF2歯周組織再生試験(第Ⅲ相,検証的試験)にて0.3% FGF2治験薬(以下リグロス®と表記)を投与した例1

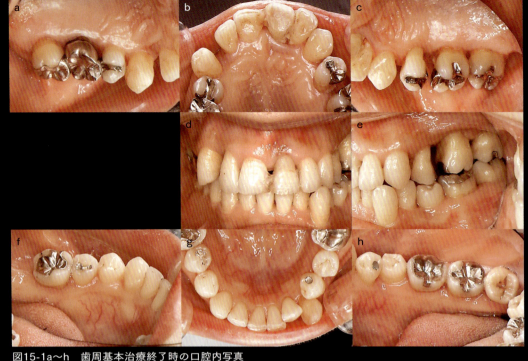

図15-1a～h 歯周基本治療終了時の口腔内写真

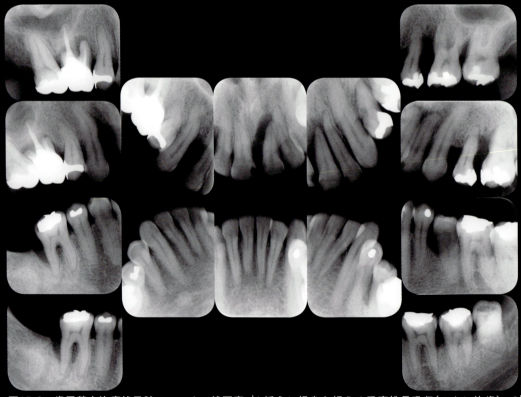

図15-2 歯周基本治療終了時のエックス線写真.|1 近心に根尖を超える垂直性骨吸収(のちに抜歯),3|近心と|5 遠心に根長2/3を超える水平性骨吸収,6|遠心(根分岐部を含む)と|5 近心に楔状骨欠損を認めた.

症例1-② （術前～術中～術後）

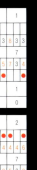

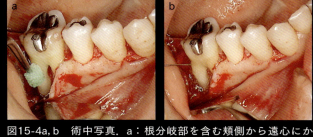

図15-4a, b 術中写真. a：根分岐部を含む頬側から遠心にかけての垂直性骨吸収が認められた．肉芽除去およびSRP終了後，クエン酸にて根面処理を行った．b：酸処理後，生理食塩水で十分洗浄し，血液や唾液で汚染される前に，FGF2（リグロス®）を塗布した

図15-3 歯周基本治療終了時の歯周精密検査．⑥頬側遠心に6mm，頬側中央に5mmのプロービングポケット深さを認めた．同部は2壁性，エックス線的骨欠損深さは8mmであった

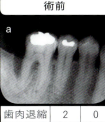

	術前	術後12週	術後24週	術後36週

	術前 a		術後12週 b		術後24週 c		術後36週 d	
歯肉退縮	2	0	1	0		0	1	0
BOP				●				
PPD	3 3 3 3 3		3 3 3 3 3		3 3 3 2 2		2 3 3 3 2 3	
	6	5	6	5	6	5	6	5
PPD	6 5 3 3 3 3		3 3 3 3 2 3		3 3 2 3 2 3		2 3 2 2 2 2	
BOP								●
歯肉退縮	2	0	3		4	0	3	1
Mobility	0	0	0	0	0	0	0	0

図15-5a〜b a：術前のエックス線写真と歯周精密検査．b：術後12週のエックス線写真と歯周精密検査．根分岐部と遠心に再生像を認め，プロービングポケット深さは3mmに改善した．c：術後24週のエックス線写真と歯周精密検査．根分岐部と遠心の再生像は術後12週に比べさらに改善した．プロービングポケット深さは3mm．d：術後36週のエックス線写真と歯周精密検査．根分岐部と遠心にさらなる再生像を認めた．プロービングポケット深さは遠心2mm，頬側中央3mmに改善した

	術前	12週	24週	36週
骨増加量（mm）	xp 欠損深さ 7.89	0.23	6.65	8.36
骨増加率（%）		−2.97	84.25	105.94
CAL 基準点：ステント上縁（mm）	15	13	13	12
CAL 獲得量（mm）		2	2	3
PPD（mm）	6	3	3	2
BOP（+/−）	+	+	−	−
GI	2	2	1	1
動揺度	0	0	0	0
PlI	1	1	1	1

図15-6 術前，術後12週，術後24週，術後36週後の臨床パラメーターおよび骨増加量，骨増加率の比較（臨床試験データ）
歯槽骨の増加率：105.94%
CAL 獲得量：3mm
PPD 減少：4mm
副作用，その他：とくになし

症例2-① FGF2歯周組織再生試験(第Ⅲ相,検証的試験)にて0.3% FGF2治験薬(以下リグロス®と表記)を投与した例2

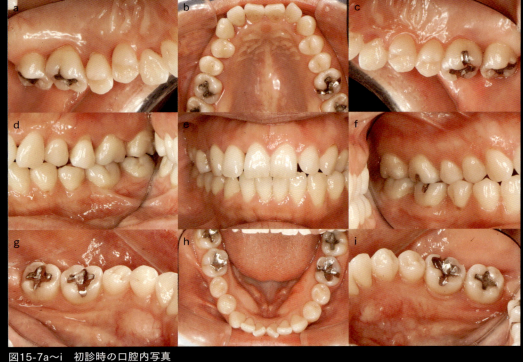

図15-7a〜i 初診時の口腔内写真

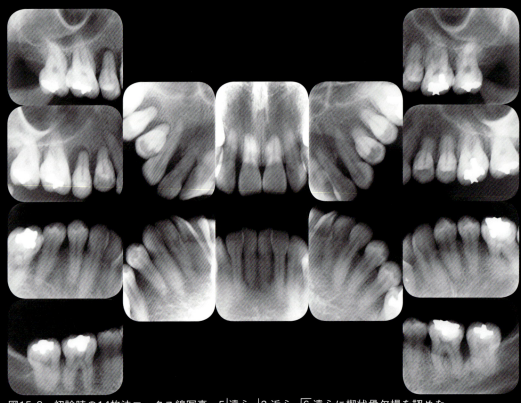

図15-8 初診時の14枚法エックス線写真. 5|遠心, |3近心, |6遠心に楔状骨欠損を認めた

症例2-② （局所麻酔～切開～剥離）

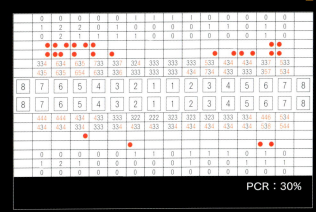

図15-9　初診時の歯周精密検査（p.7の図1-1を抜粋して使用：以下同様）．右上および左上下臼歯に深い歯周ポケットを認めた

図15-10　歯周基本治療終了時の歯周精密検査．初診から4か月．6̅頬側遠心に8mmのプロービングポケット深さを認めた

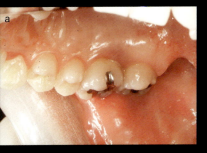
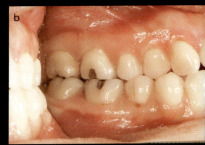
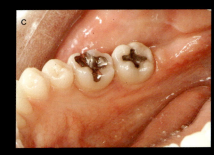
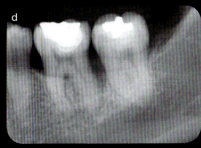

図15-11a～d　手術当日．初診から5か月．a～c：左側上下臼歯の頬側，口蓋側，舌側面観．d：規格エックス線写真

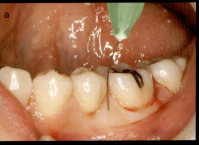
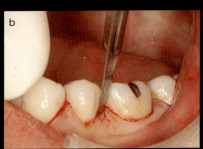
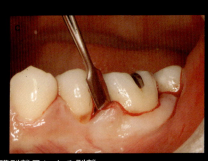

図15-12a～c　a：浸潤麻酔．b：#15メスによる歯肉溝切開．c：ハーシュフェルト骨膜剥離子による剥離

症例2-③　（肉芽除去〜SRP〜根面処理〜リグロス®塗布〜縫合）

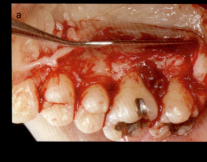
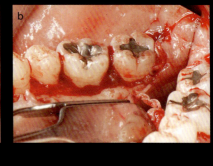

図15-13a,b　剥離直後．a：左上臼歯口蓋側．b：左下臼歯舌側

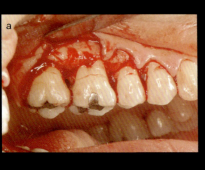
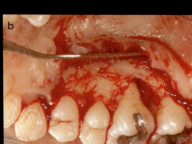
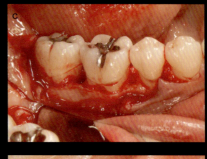
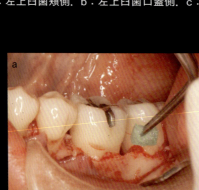

図15-14a〜d　肉芽除去，SRP終了後．a：左上臼歯頬側．b：左上臼歯口蓋側．c：左下臼歯頬側．d：左下臼歯舌側

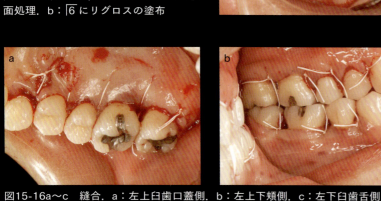

図15-15a,b　a：6̄ にクエン酸による根面処理．b：6̄ にリグロスの塗布

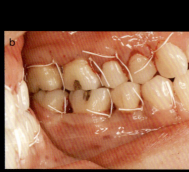
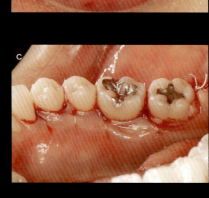

図15-16a〜c　縫合．a：左上臼歯口蓋側．b：左上下頬側．c：左下臼歯舌側

症例2-④ (抜糸～術後)

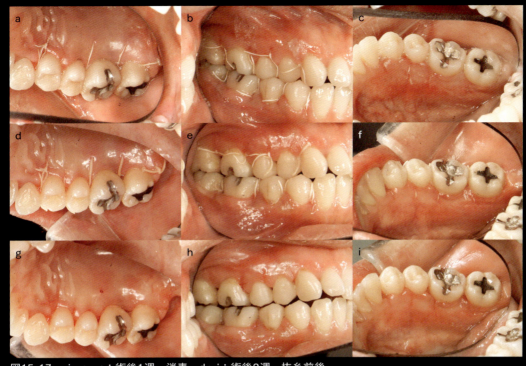

図15-17a～i　a～c：術後1週，消毒．d～i：術後2週，抜糸前後

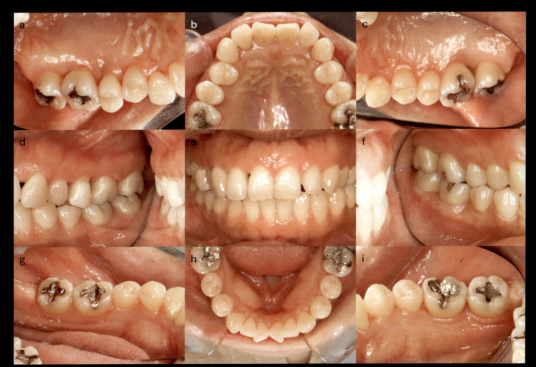

図15-18a～i　術後12週(3か月)の口腔内写真

症例2-⑤ （術後）

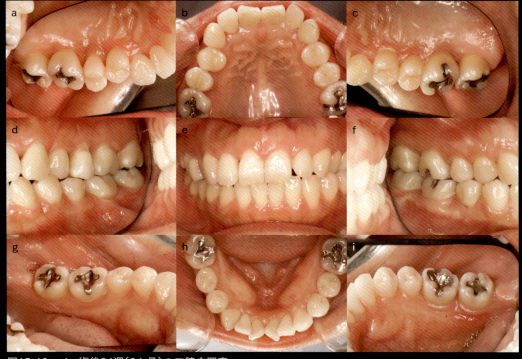

図15-19a〜i　術後24週（6か月）の口腔内写真

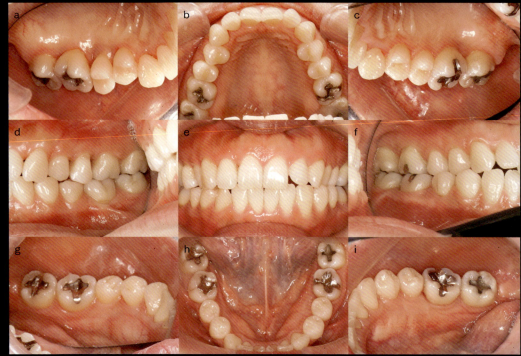

図15-20a〜i　術後36週（9か月）の口腔内写真

症例2-⑥ （術後）

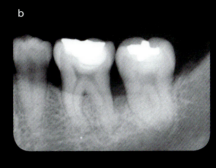
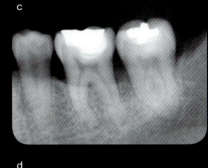
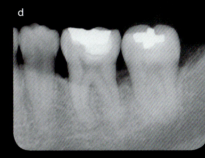

図15-21a〜d　規格エックス線写真の比較．a：手術前．b：術後12週．c：術後24週．d：術後36週．6̄遠心に歯周組織の再生像が認められた

図15-22　術後36週の精密検査．左側上下臼歯にプロービングポケット深さの改善を認めた

PCR：29%

図15-23　6̄遠心部コンタクトポイント直下の術前，術後12週，術後24週，術後36週の臨床パラメーターおよび骨増加量，骨増加率の比較（臨床試験データ）
36週の歯槽骨の増加率：65.80%
CAL 獲得量：6mm
PPD の減少：6mm
副作用，その他：とくになし

	術前	12週	24週	36週
骨増加量（mm）	xp 欠損深さ 6.86	1.17	3.96	4.51
骨増加率（％）		17.07	57.75	65.80
CAL 基準点：ステント上縁（mm）	12	7	7	6
CAL 獲得量（mm）		5	5	6
PPD（mm）	8	3	3	2
BOP（＋/−）	＋	−	−	−
GI	2	1	1	0
動揺度	1	0	0	0
PlI	1	1	1	1

16 遊離歯肉移植術と結合組織移植術

歯周形成外科手術とは

　歯周形成外科手術(Periodontal plastic surgery)は，歯肉歯槽粘膜外科手術（Mucogingival surgery)とも呼ばれ，以下に列挙したような多数の術式がある．その中でも，遊離歯肉移植術，結合組織移植術および小帯切除術は，比較的頻繁に行われる術式である．小帯切除術は歯肉剥離掻爬手術を行う際に同時に行われることが多い．

　歯肉退縮による根面露出，付着歯肉の幅が狭い症例や，付着歯肉が失われた部位に対し，遊離歯肉移植術や結合組織移植術を行うことにより，根面被覆による審美性の回復や付着歯肉の獲得を目的として行う．また，小帯切除や口腔前庭拡張術を行うことで，歯周組織の状態を安定化させ，口腔清掃しやすい環境を作り，歯周治療の効果を高める目的で行われる．

　遊離歯肉移植術は，術後の治癒状態が瘢痕状であることが多いため，審美的にあまり問題のない臼歯部に適している．その逆に，結合組織移植術は審美性に優れるため，前歯部での根面被覆などに適している．

歯周形成外科手術の種類

(1) 歯肉弁根尖側移動術
(2) 歯肉弁歯冠側移動術
(3) 歯肉弁側方移動術
(4) 両側乳頭弁移動術
(5) 小帯切除術
(6) 口腔前庭拡張術
(7) 遊離歯肉移植術
(8) 結合組織移植術

　遊離歯肉移植術または結合組織移植術を行う場合には，ミラーの歯肉退縮の分類(⇒ p.11)を参考にし，クラス1およびクラス2の症例を選択するようにする．クラス3やクラス4の症例に対しては，成功率が低いことを十分に説明する必要があり，クラス4に関しては手術を行うべきではない．

歯周形成外科手術の適応症
(1) 歯肉退縮，付着歯肉の喪失または狭小
(2) 小帯の付着位置異常
(3) 口腔前庭の狭小
(4) 補綴前処置として支台歯，鉤歯周囲の歯周組織の安定化を図りたい症例

歯周形成外科手術の禁忌症
(1) 手術部位周囲の骨欠損が著しい場合
(2) 歯肉退縮部位の隣接歯間部歯肉および骨の喪失が著しい場合
(3) ミラーの歯肉退縮の分類クラス4

遊離歯肉移植術の術式
(1) 手術部の消毒
　過酸化水素および塩化ベンゼトニウム綿球で術部の消毒を行う．
(2) 表面麻酔および浸潤麻酔（局所麻酔）
　表面麻酔後，移植片採取部位（口蓋）と移植床（移植部位）に浸潤麻酔を行う．
(3) 移植床の作製（図16-1のa, b）
　角化歯肉と歯槽粘膜の境界で横切開を行う．骨膜を残した部分層切開とし，粘膜をガーゼなどで根尖方向に押し下げる（粘膜が歯冠側に戻らないように骨膜縫合する場合もある）．露出歯根面はスケーリング・ルートプレーニングを行う．
(4) 移植片の採取（図16-1のc）
　移植片の採取は，移植床と同側の臼歯部口蓋粘膜とする．口蓋歯頸部から3 mm以上離し，口蓋雛壁からは移植片は採取しないようにする．移植床の大きさに適合するように外形を決定し，移植片が1.5〜2 mmの厚みになるように，No.15の替刃メスまたはカークランドナイフなどで，外形に沿った切開を加える．ピンセット（アドソンティッシュプライヤー，コーンプライヤーなど）で移植片の端を把持しながらメスで削ぎ取る．
　移植片採取部位は，後出血が認められることが多いため，確実な止血が重要である．テルダーミス®真皮欠損用グラフト（メッシュ補強タイプ）などで創面を被覆縫合する方法が有効である．

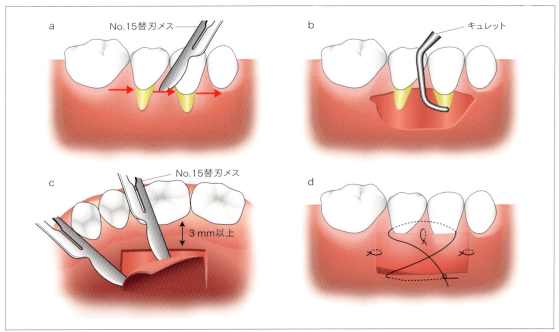

図16-1　遊離歯肉移植術の模式図
a：角化歯肉と歯槽粘膜の境界で横切開(No.15替刃メス)を行う．骨膜を残した部分層切開とする．
b：粘膜をガーゼなどで根尖方向に移植床を作製する．露出歯根面はスケーリング・ルートプレーニングを行う．
c：口蓋歯頸部から3mm以上離し，移植床の大きさに適合するように移植片の外形を決定する．移植片が1.5〜2mmの厚みになるように，アドソンティッシュプライヤーなどで移植片の端を把持しながらNo.15の替刃メスまたはカークランドナイフなどで，外形に沿った切開を加える．
d：移植片の上端と左右を骨膜縫合し下端は縫合しない．移植片根尖側粘膜に水平方向に糸を通し，移植した部位の歯冠舌側に縫合糸を懸垂後，移植片上で糸が交差するようにして，移植片根尖側でふたたび縫合する．

（5）移植片の調整

移植片内面の厚みを調整し，脂肪組織の除去，トリミングを行う．移植片が乾燥しないように，滅菌生理食塩水で湿らせたガーゼの上で行う．

（6）移植片の縫合（図16-1のd）

移植片をトリミングし，適合を確認して骨膜縫合を行う．移植片を骨膜縫合する場合，上端および左右を縫合し下端は縫合しない．移植片根尖側粘膜に水平方向に糸を通し，移植を行った部位の歯冠舌側に縫合糸を懸垂後，移植片上で糸が交差するようにして，移植片根尖側でふたたび縫合する．これにより縫合糸で移植片がタスキ状に押さえられ，安定する．最後に歯周パックを行う．

（7）術後約2週間で抜糸

症例1-① 遊離歯肉移植術の術式(術前〜移植床の作製〜移植片の採取)

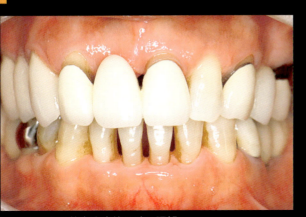

図16-2 歯周基本治療終了時正面観

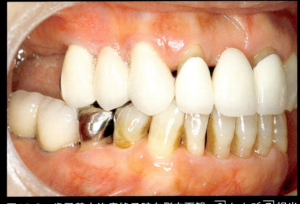

図16-3 歯周基本治療終了時右側方面観.6̄および7̄相当部にインプラント治療が行われているが,角化歯肉が存在しない

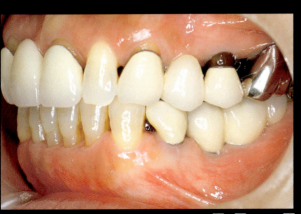

図16-4 歯周基本治療終了時左側方面観.5̄,6̄および7̄相当部にインプラント治療が行われているが,角化歯肉が存在しない

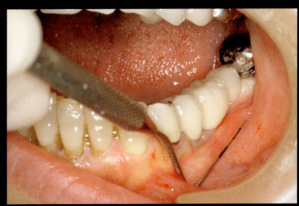

図16-5 手術当日の手術部位.ポケット探針を使用して,移植床部分の角化歯肉幅および粘膜幅を確認する

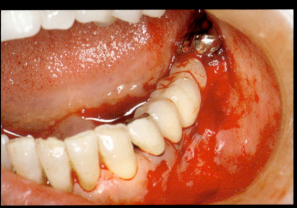

図16-6 移植床の作製.角化歯肉と歯槽粘膜の境界で横切開を行う.骨膜を残した部分層切開とし,粘膜を滅菌ガーゼで根尖方向に押し下げる

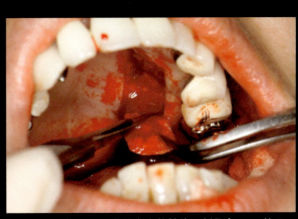

図16-7 口蓋からの遊離歯肉移植片の採取(No.15替刃メス,ピンセット使用)

症例1-② (移植片の調整〜縫合〜抜糸)

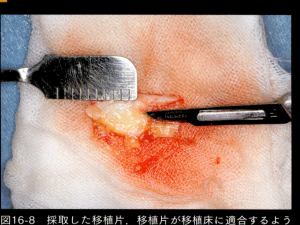

図16-8 採取した移植片．移植片が移植床に適合するように，移植片内面の厚みの調整，脂肪組織の除去，トリミングを行う．移植片が乾燥しないように，滅菌生理食塩水で湿らせたガーゼの上で行う

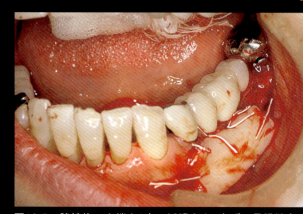

図16-9 移植片の上端を3糸，近遠心を1糸ずつ骨膜縫合する（下端は縫合しない）

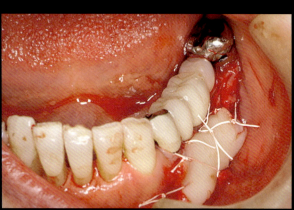

図16-10 移植片が浮き上がらないように，歯冠舌側に懸垂した縫合糸で上部からタスキに押さえ，その後パックを行った

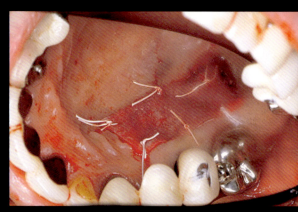

図16-11 移植片採取後の口蓋は，テルダーミス®真皮欠損用グラフト（メッシュ補強タイプ）で被覆，縫合を行った．後出血に注意する

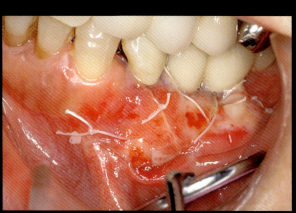

図16-12 遊離歯肉移植10日後の移植部位．抜糸前

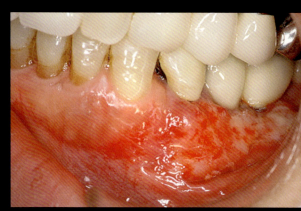

図16-13 遊離歯肉移植10日後の移植部位．抜糸後．左側頰側に移植片が生着し，頰側は非常に広くなった

症例1-③ (術後)

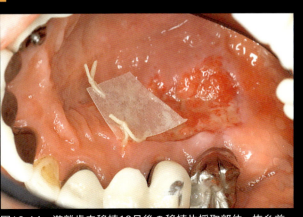

図16-14　遊離歯肉移植10日後の移植片採取部位．抜糸前．テルダーミス®真皮欠損用グラフトのコラーゲン膜部分は完全に吸収し，シリコン膜部分のみ残った

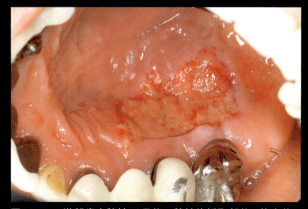

図16-15　遊離歯肉移植10日後の移植片採取部位．抜糸後．移植片採取部位の治癒は良好だが，まだ痛みが残るため，食事に際しての注意，歯ブラシの当て方などを再指導する

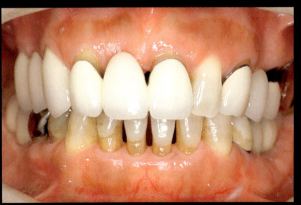

図16-16　移植1か月後の正面観

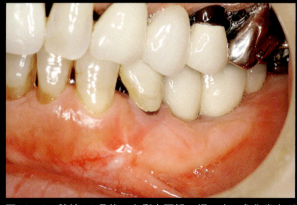

図16-17　移植1か月後の左側方面観．幅の広い角化歯肉が頰側に獲得された

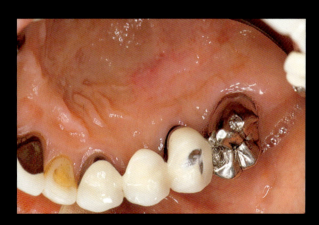

図16-18　移植1か月後の移植片採取部位口蓋．治癒は良好である

結合組織移植術の術式

（1）手術部の消毒

　過酸化水素および塩化ベンゼトニウム綿球で術部の消毒を行う．

（2）表面麻酔および浸潤麻酔（局所麻酔）

　表面麻酔後，結合組織採取部位（口蓋）と移植部位に浸潤麻酔を行う．

（3）移植部位の切開および剥離（図16-19のa）

　歯肉退縮部位に，フラップ手術と同様の歯肉溝切開を行い，骨膜を残した部分層弁で剥離をする．トンネル形成（トンネリング）のみ行う場合もある．露出歯根面はスケーリング・ルートプレーニングを行う．

（4）結合組織片の採取（図16-19のb）

　移植片は移植床と同側の口蓋粘膜とし，一部上皮を含む結合組織または結合組織を採取する．移植部位に適合するように近遠心径を決定し，口蓋歯肉に骨膜上までの近遠心切開を入れる．次に約1.5mm根尖側に先ほどの切開と同じ近遠心幅の根尖方向に切開を行い，内側より移植片を採取する．移植片採取部位は縫合後閉鎖創となり，遊離歯肉移植片採取部位よりも止血が容易である．

（5）結合組織の縫合（図16-19のc）

　採取した結合組織は，移植部位の骨膜と部分層弁の間にサンドイッチし，移動しないように，吸収性糸で中縫合を行う．さらに剥離した部分層弁は，フラップ手術と同様に縫合を行う．歯肉退縮部位では，サンドイッチした結合組織の一部が露出するが，そのままとする．コーパックなどでパックを行う．

（6）術後約2週間で抜糸

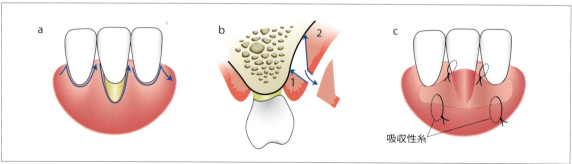

図16-19　結合組織移植術の模式図
　a：移植部位の切開と剥離．b：結合組織片の採取．c：結合組織の縫合．

症例2-① 結合組織移植術の術式:ミラークラス2(術前〜SRP)

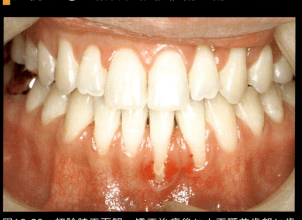

図16-20 初診時正面観.矯正治療後に上下顎前歯部に歯肉退縮が認められた.とくに1|には根尖付近までの歯肉退縮,歯石沈着と炎症を認めた(ミラー歯肉退縮分類:クラス2)

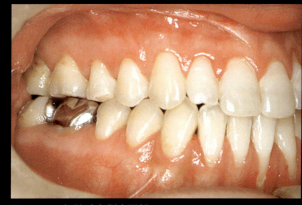

図16-21 初診時右側方面観

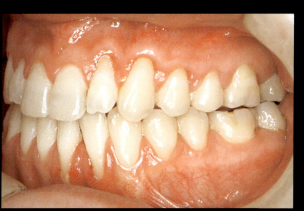

図16-22 初診時左側方面観.上下顎前歯部,小臼歯〜大臼歯に歯肉退縮を認めた

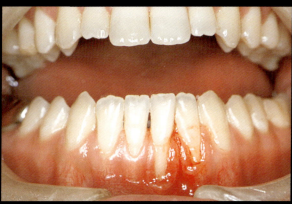

図16-23 初診から3か月,結合組織移植術当日の正面観.初診時と比べ,歯周基本治療により,炎症の軽減が認められる

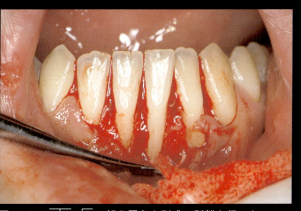

図16-24 1|1,|2に部分層弁を形成し剥離を行った

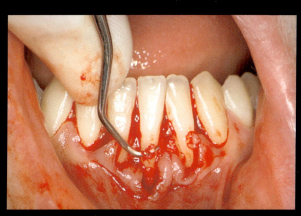

図16-25 SRPを行った

症例2-② （結合組織採取〜根面処理〜結合組織の挿入〜縫合〜術後）

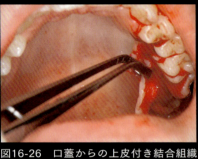

図16-26　口蓋からの上皮付き結合組織を採取した

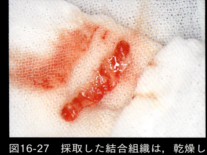

図16-27　採取した結合組織は，乾燥しないように十分注意する

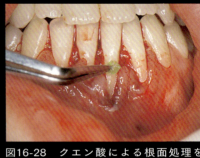

図16-28　クエン酸による根面処理を行った

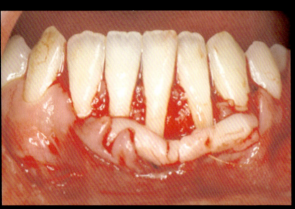

図16-29　歯肉退縮部と剥離した分層弁歯肉の間に結合組織をサンドイッチする．

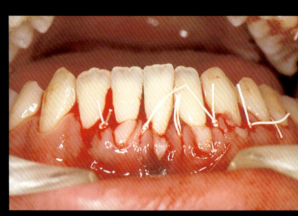

図16-30　挿入した結合組織が移動しないように，吸収性糸で中縫合を行う．さらに，剥離した部分層弁は，フラップ手術と同様に縫合する．歯肉退縮部位では，サンドイッチした結合組織の一部が露出する

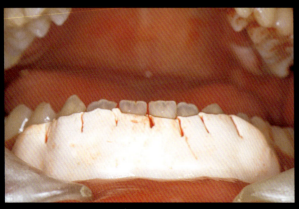

図16-31　コーパックを行った

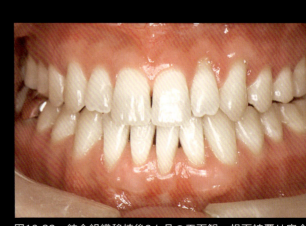

図16-32　結合組織移植後3か月の正面観．根面被覆は完全

症例3-① 結合組織移植術の術式：ミラークラス3（術前）

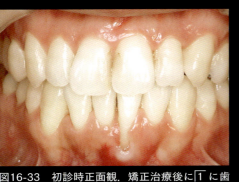

図16-33 初診時正面観．矯正治療後に`1` に歯肉退縮が認められた．辺縁歯肉に炎症を認め，プラークコントロールが不良のため，歯周基本治療を開始した

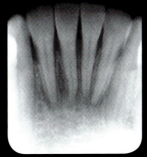

図16-34 初診時エックス線写真．下顎中切歯間に歯槽硬線の消失を認めた

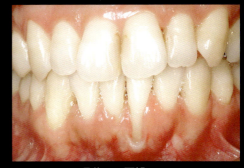

図16-35 6か月後，正面観

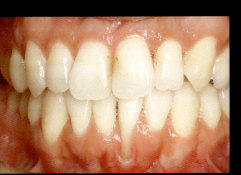

図16-36 1年後，正面観．炎症の軽減を認める

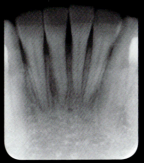

図16-37 1年2か月後，エックス線写真．下顎中切歯間に軽度の骨吸収を認める

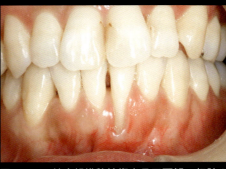

図16-38 結合組織移植術当日正面観．初診から1年5か月後．6mmの歯肉退縮と下顎中切歯間に軽度の骨吸収と歯間乳頭の消失を認めた（ミラー歯肉退縮分類：クラス3）

図16-39 初診時精密検査（p.7の図1-1を抜粋して使用：以下同様）　PCR：46%

図16-40 手術直前精密検査　PCR：13%

症例3-②　（局所麻酔〜切開〜SRP〜結合組織採取）

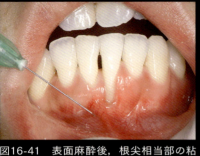

図16-41　表面麻酔後，根尖相当部の粘膜下に浸潤麻酔を行った

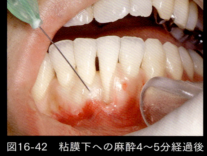

図16-42　粘膜下への麻酔4〜5分経過後に歯間乳頭に浸潤麻酔を行った

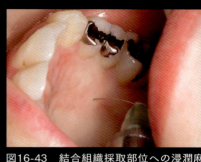

図16-43　結合組織採取部位への浸潤麻酔

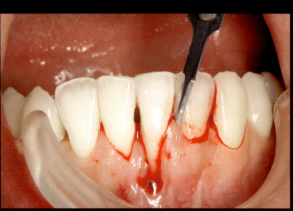

図16-44　歯肉溝切開を行い，部分層弁を形成した

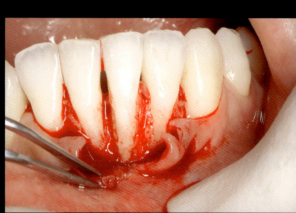

図16-45　歯肉弁（部分層弁）の剥離を慎重に行った

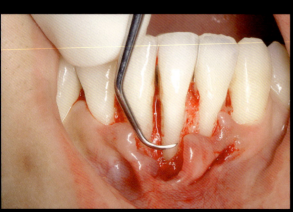

図16-46　グレーシーキュレットを使用しSRPを行った

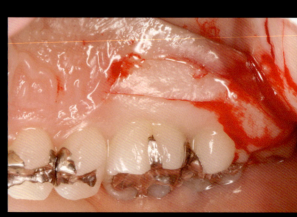

図16-47　結合組織採取部位の切開，口蓋歯肉が非常に薄く，幅の広い切開線となった

症例3-③ （結合組織移植〜縫合〜術後）

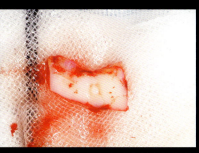

図16-48　採取した上皮付き結合組織片

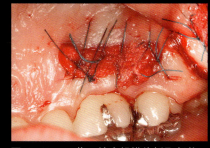

図16-49　口蓋の結合組織片採取部位にテルダーミス®真皮欠損用グラフトを挿入し，止血，縫合を行った

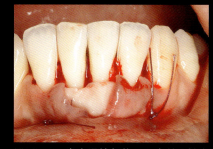

図16-50　歯肉退縮部位に上皮付き結合組織片を入れ，結合組織片が動かないように，吸収性糸を使用して左右側切歯根尖相当部で両端を縫合した

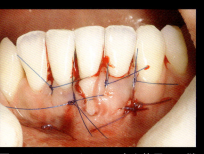

図16-51　5-0ナイロン糸を使用し，縫合が完了した．その後コーパックを行った

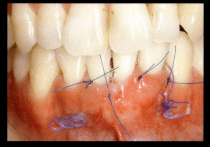

図16-52　結合組織移植2週間後．抜糸前

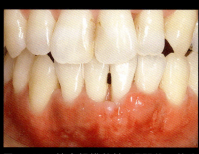

図16-53　結合組織移植2週間後．抜糸後

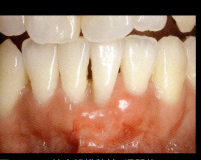

図16-54　結合組織移植4週間後．ミラークラス3の中切歯間にブラックトライアングルを認め，根面被覆は70〜80％程度であった．プラークコントロールを中心としたメインテナンスを続け，クリーピングを期待する

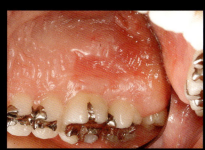

図16-55　結合組織移植4週間後の結合組織移植片採取部位

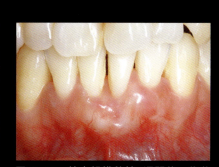

図16-56　結合組織移植9週間後．術後4週と比較すると上皮の角化が進んでいる．下顎両中切歯近心に歯石沈着を認めるため，プラークコントロールの強化が重要と思われる

17 縫合

縫合の目的

歯周外科治療においては，フラップ手術により改善された部位の創面を閉鎖し，歯肉弁を所定の位置に保持・固定するための処置として，また，創傷部の止血と，術後における不快事項の軽減のためにも，確実に習得しておきたい手技である．使用器具の知識も整理しておく必要がある．

縫合用具

（1）縫合針

湾曲の程度から直針と曲針（強，弱）に，先端の刃形により丸針（テーパーポイント），角針（従来型），逆三角形針（リバースカッティング型），平型針（スパチュラカット）に分類される．歯周外科治療では曲針の逆三角形針が主である．角針は歯肉組織の断裂を引き起こすことがあり，丸針は角化歯肉での組織通過性に難がある．平型針は眼科で用いられることが多く，切れ味が良い針で，持続性の高い刺通性を有する．

通常は3/8～1/2の湾曲度の曲針で，大きさは15～19mmの針を使用する（図17-1～3）．

（2）縫合糸

多くの種類があり，一般的に吸収性と非吸収性，動物系と合成高分子系，単線維（モノフィラメント）と多線維（マルチフィラメント）に分類される．さらに審美性に配慮した半透明や白色の縫合糸も使用されている．歯周外科治療での使用頻度を考慮し，それぞれの縫合糸の特徴を理解しておく．

＜縫合糸の種類＞

非吸収性縫合糸：①絹糸（シルク），②ナイロン糸，③テフロン糸（ゴアテックス），④ポリエステル糸がある（表17-1）．

吸収性縫合糸：合成高分子系（ポリグルコール酸，ポリ乳酸，乳酸ポリエステル）と動物系に分けられるが，動物系吸収糸はほとんど使用されていない．歯周外科手術では合成高分子系を用いることがほとんどで，デキソン（ポリグルコール酸），バイクリル（ポリグラクチン910），モノクリル（ポリグリカプロン25）がその代表である．組織内での高張力の残留度や吸収速度が製品により異なるため，目的に応じて使い分ける．

縫合 17

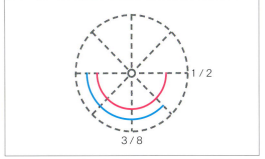

図17-1　縫合針の湾曲度．3/8，1/2など数字は円に対する針の湾曲度を表わす

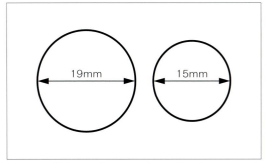

図17-2　縫合針の大きさ．円の直径で針の大きさを表わす

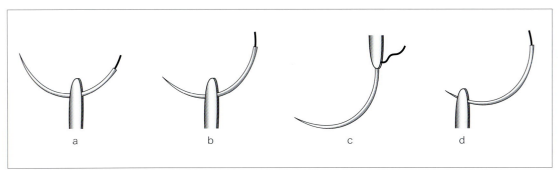

図17-3　縫合の正しい把持法．先端より半分やや後方で把持する．aが適切な位置

表17-1　非吸収性縫合糸の種類と特徴

①絹糸（シルク）	②ナイロン糸
＜特徴＞ ・抗張力が強く操作性が良好 ・結びやすく，ほどけにくい ・組織通過性が悪い ・プラークや滲出液が吸着しやすい	＜特徴＞ ・組織通過性に優れ，組織損傷が少ない ・プラークや滲出液が吸着しにくく，感染源となりにくい ・製品によっては操作性が悪く，ほどけやすい
③テフロン糸（ゴアテックス）	④ポリエステル糸
＜特徴＞ ・しなやかで操作性が良い ・組織反応が少ない ・生体内での強い抗張力を長期間保持する ・プラークや滲出液が吸着しにくい ・高価である	＜特徴＞ ・抗張力が強く操作性が良好 ・結びやすく，ほどけにくい ・組織通過性に優れ，組織損傷が少ない ・プラークや滲出液が吸着しにくい ・表面をテフロン加工した製品も発売されている

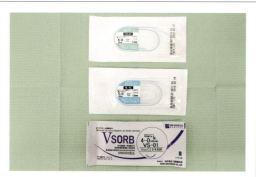

図17-4 各種針付き縫合糸．上から順にテフロンコートポリエステル糸，ナイロン糸，ポリグリコール酸吸収糸

＜縫合糸の太さ＞

縫合糸の太さは数字で表され，数字が大きくなるほど細くなる．従来は3-0の縫合糸が好んで用いられたが，現在は4-0および5-0が主で，歯周形成手術やマイクロサージェリーでは6-0〜8-0縫合糸が使用されている．

＜針付き縫合糸（縫合糸付き針）＞

操作の簡便性，清潔である点など利点が多く，頻用されている（図17-4）．縫合針の基部が糸と一体化しているため歯肉弁を貫通しやすく，組織損傷が少ないのが特徴である．

(3) 持針器

マチュー型，ヘガール型，および歯周形成手術に頻用されるカストロビージョ型などがある（図17-5〜7）．

針の大きさに合った持針器を使用すること，自分の手に最も馴染む持針器を選択することが重要であり，そのためには前もって実際に手に取り，操作を確認してから使用する．

①マチュー型

把柄部の基部が互いにかみ合うように設計されている．そのため針の把柄は確実で，手のひら全体で包むように把持できるので安定感がある（図17-5）．しかし，繰り返し使用することで金属疲労が起き，把柄部基部のストッパーがかみ合いにくくなることがある．

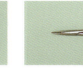
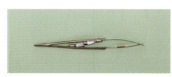
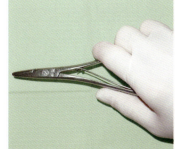
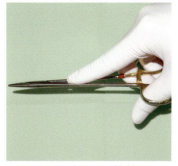
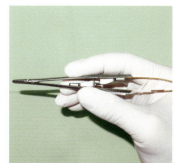

図17-5　マチュー型持針器とその把持法

図17-6　ヘガール型持針器とその把持法

図17-7　カストロビージョ型持針器とその把持法

②ヘガール型

　縫合糸付き針の使用に適しており，止血鉗子と同じ持ち方で第1指と第4指で持針器を把持し，第2指で固定する（図17-6）．

③カストロビージョ型

　軽い圧で操作でき，粘膜縫合などの繊細な縫合に適している（図17-7）．歯周形成手術などで，6-0以降の細い縫合糸を用いる場合に有効である．

（4）縫合糸用鋏

　直型と曲型があり，把柄部がゆるやかに曲がっている型もある（図17-8）．また，先端が糸を拾えるような形態を付与した抜糸用の鋏もある．縫合糸用の鋏は切れ味の鋭さが要求されるが，歯肉鋏を代用として用いると糸の先端が鈍くなりやすいため，両者をはっきり区別して使用すべきである．

（5）プライヤー

　歯肉弁を確実に把持し，縫合針を正しく刺入する際に，先端に鉤のついた有鉤ピンセット（プライヤー）やアドソンティッシュプライヤーを使用する．コーンのプライヤーはGTR法でメンブレンを縫合する際に有用である（図17-9, 10）．

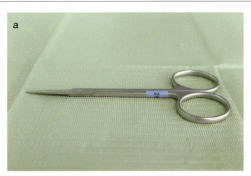
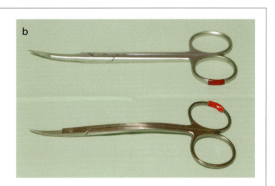

図17-8a, b　縫合糸用鋏．a：直型，b：曲型

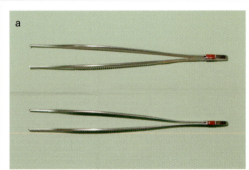
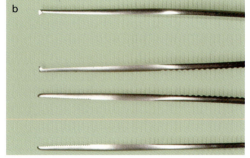

図17-9a, b　アドソンティッシュプライヤー．有鈎（aの上），無鈎（aの下），先端の拡大図（b）

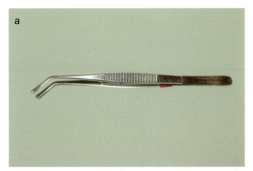
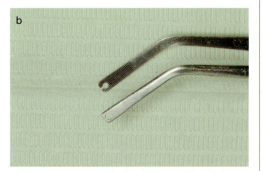

図17-10a, b　コーンプライヤー．GTRメンブレンの縫合に使用される．bは先端の拡大図．膜を把持し，先端部の孔に縫合糸を通す．これにより膜の端より一定の距離に置いた部位に糸を通すことが可能となる

縫合法[5]

縫合に際して重要なことは，双方の歯肉弁の厚みと組織の状態（角化歯肉か歯槽粘膜かを含む）から，縫合によって生じる組織の緊張の度合いを考慮することである．1針単位で縫合する断続縫合が基本であり，さらに懸垂縫合についても習得できるように訓練する．その他の縫合法はそれぞれの特徴を知り，その場に応じて使い分ける．

（1）手を用いる方法
- 片手結紮法
- 双手（両手）結紮法

（2）器具を用いる方法
- 鉗子（無触手）結紮法：縫合糸付き針では通常この方法である．

（3）結び方の種類

男結び（角結び），女結び（引き結び），外科結び，三重結びなどがあるが，歯周外科手術では外科結びが基本である．

①男結び

第1の結び目と第2の結び目を逆にする方法で，緊張のない部に用いる．

②女結び

第1の結び目と第2の結び目を同一方向にする方法で，解けやすいのでほとんど用いられない．

③外科結び

第1の結び目（二重）と第2の結び目（一重）を逆にする方法で，緊張のある部の縫合として頻用される．

④三重結び

男結びの上にさらに逆の結び目（第3の結び目）を追加する方法で，強固な結紮が得られる．緩みやすいナイロン糸の縫合にしばしば用いる．外科結びにさらに1結び追加する三重結びもある．

縫合の方式[5]

（1）断続縫合

最も一般的な方法で，1針ごとに結紮する縫合法である．緊張のある歯肉弁の縫合が可能で創縁の適合性も良好である．

（2）連続縫合

1本の糸で，直線的な長い切開線に対し多数歯を一度に連続的に縫合する方法で，結び目の数を最小にできる．慣れると短時間で操作を終了できるが，断続縫合法と比べ創縁の適合性に劣り，歯肉弁を均一に保持できない場合がある．連続懸垂縫合や連続歯間縫合などがある．

各種縫合法[5]

図17-11に，各種縫合法の要点を示す．また，縫合時の注意点を下記（表17-2）に示す．

表17-2　縫合の手技に関する注意点

- 縫合は，常に可動性部位から非可動性部位に向かうこと．
- 縫合針は，体部中央からやや基底部寄りを把持すること．
- 縫合針は，歯肉辺縁から3mm以上離れた部位に刺入すること．その際，刺入点は可能な限り角化歯肉内に求め，歯肉弁をプライヤーでつまみ，直角に刺入すること．
- 針を組織に貫通させるとき針の湾曲に合わせて手首を回転させる動きで操作する．
- 針先を骨や歯などの硬組織に触れないこと．
- 針先をつまみ出す際，先端には触れないこと．必ず針の体部の後方寄りをつかむこと．
- 縫合の際，組織を過度に緊張させないように，可能な限り弱い力で縫合すること．しかし，歯肉弁内面に死腔を作らないように弁のトリミングや縫合後の弁の圧迫操作に留意すること．
- 1つ目のループが緩まないように，2つ目のループを作る間に，一方の端は適度に緊張させた状態にしておくこと．
- 結び目は小さくし，切開線上には置かないこと．結節は刺入点でも刺出点でもよいが一般には刺入点上に作る．
- 結紮後，縫合糸は3mm以上残して切ること．縫合部が抜糸時に粘膜で覆われる可能性の高い場合は長めにしてもよい．

（國松和司，2007より）[5]

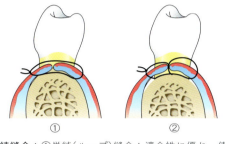
断続縫合：①単純（ループ）縫合；適合性に優れ，使用頻度が最も高い．②8の字縫合；両側の歯肉弁を完全に密着できない場合に用いる．

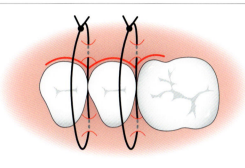
垂直マットレス縫合：移動したフラップの固定や骨移植時に用いる．

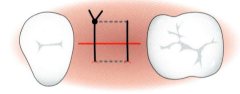
水平マットレス縫合：歯間乳頭部の幅が広い場合に用いる．

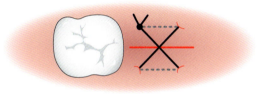
交叉マットレス縫合：比較的長い創縁や無歯部，縦切開部などで用いる．

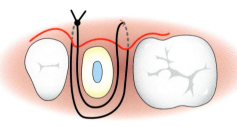
懸垂縫合：歯肉弁を希望する位置に固定する場合に用いる．

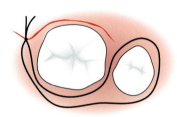
固定（係留）縫合：欠損側の歯肉弁の閉鎖やディスタルウェッジフラップに用いる．

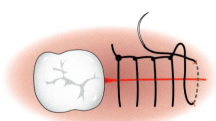
連続ロック縫合：歯列欠損部が直線上で長い場合に両側の歯肉弁を均等な張力で連続して縫合する．

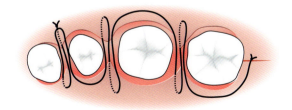
連続歯間縫合：頰舌側の歯槽骨レベルに差がなく歯肉弁の位置の移動を必要としない場合に用いる．

図17-11　各種縫合法（須田英明ほか，エンドサージェリーのエッセンス，2003より改変）[5]

18 歯周パックの使い方

歯周パックとは

　歯周パック（歯周包帯）は，歯周外科治療後に縫合した上部から，またはキュレッタージなどの縫合を行わない手術後に，棒状のパックを歯頸部および歯間隣接面に圧接して使用する．止血，創傷部位の保護，外来刺激の遮断，歯槽骨への歯肉の密着を図る目的などで使用される．ユージノール系と非ユージノール系パックがある（**図18-1, 2**）．ユージノール系のパックは，酸化亜鉛（粉末）とユージノール（液）からなり，やや刺激が強い．非ユージノール系の COE-PAK（コーパック）が広く使用されている．

　再生療法の際には，歯周パックを使用することにより，骨再生のスペースが圧迫されて失われる可能性があることから，縫合時の止血が十分な場合には，パックを行わないことが多い．

　歯周形成手術（遊離歯肉移植術，結合組織移植術）後には，移植歯肉の安定のためにパックを行う．

　図18-3〜8に歯周パックの使用法を図示する．

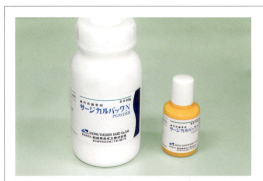

図18-1　ユージノール系パック（サージカルパックN）

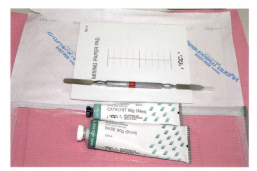

図18-2　非ユージノール系パック（COE-PAK：ペーストとキャタリストの2本からなる）

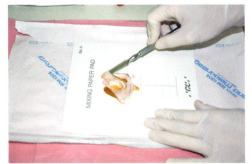
図18-3 COE-PAKを2本のチューブから練板上に等長に出し，練和の準備を行う

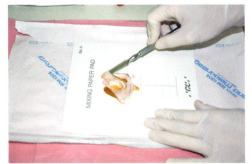
図18-4 スパチュラにてすばやく練和する

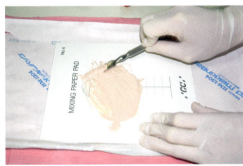
図18-5 パックの色が均一になるように練和を行う

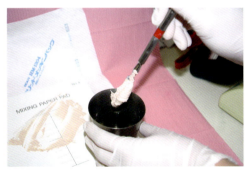
図18-6 水に漬けて，パックの硬化を早める

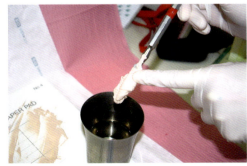
図18-7 パックは粘着性があるため，グローブの指先を水に浸した後にパックを操作するとよい

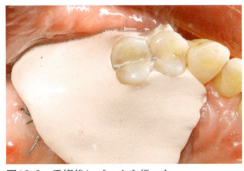
図18-8 手術後にパックを行った

19 術後の投薬

術後投薬の目的

　歯周外科治療後における投薬の目的は，術後感染症予防である．術後感染症は手術部位感染（Surgical Site Infection：SSI）と，遠隔部位感染（Remote Infection：RI）に分類される．SSIは1999年に発表されたアメリカ疾病予防センターのガイドラインに記載されている．感染部位によって表層切開部位SSI，深部切開部位SSIおよび臓器／体腔SSIに分類されていて，術野は汚染度により Class Ⅰ／清潔，Class Ⅱ／準清潔，Class Ⅲ／汚染および Class Ⅳ／不潔・感染に分類される．歯科口腔外科領域の観血的処置のすべてで，SSIを引き起こす可能がある．歯周外科治療は Class Ⅱ に分類されるため，必要に応じて抗菌薬の予防的投与（Antimicrobial Prophylaxis：AMP）の適応となる．

　歯周病治療おいては，スケーリング，スケーリング・ルートプレーニングのみならず，ブラッシング指導時において一過性の菌血症が発生している．しかし，SSIが発症しないのは，細菌因子以外の宿主因子（糖尿病などの易感染性を有する基礎疾患など）と手術因子（手術対象となる原疾患，手術手技や手術時間，出血量など）が重要となるからである．

歯周外科治療の術後感染の頻度

　歯周病原菌を含む，常在菌の存在する口腔で手術時に感染する頻度は，抜歯の場合，せいぜい1％程度と報告されている．歯周外科後の感染頻度についての詳細なデータはないが，前述のように口腔が Class Ⅱ であることから数％と推測される[5]．歯周基本治療は，細菌因子の炎症の除去をはじめとしたリスクファクターの除去を目的として行っているが，骨欠損を伴う深い歯周ポケット部位には炎症が残存することもある．歯周外科治療前の歯周基本治療によりできるだけ炎症を軽減させておくことが，術後感染の予防となる．

抗菌薬の予防投与

　歯周外科治療後の抗菌薬投与は，感染症の治療よりも予防を目的に行われていると考えられる．本来の抗菌薬予防投与の原則は，耐性菌の発生予防を考慮してターゲットとなる菌種を制限し，抗菌スペクトルの狭い，副作用の少ない薬物を選択することにある[5]．抗菌薬投与による耐性菌の発生と副作用の発現を考える必要がある．

表19-1 代表的な抗菌薬

分類		一般名	商品名	単位*	1日量	用法
ペニシリン系		アモキシシリン水和物	サワシリン	250mg	750〜1000mg	1日3〜4回
			パセトシン	250mg	750〜1000mg	1日3〜4回
		アンピシリン	ビクシリン	250mg	1000〜3000mg	1日4〜6回
セフェム系		塩酸セフカペンピボキシル	フロモックス	100mg	300mg	毎食後1日3回
		セフジニル	セフゾン	100mg	300mg	毎食後1日3回
		セフロキシムアキセチル	オラセフ	250mg	750mg	毎食後1日3回
マクロライド系		ジョサマイシン	ジョサマイシン	50, 200mg	800〜1200mg	1日3〜4回
		クラリスロマイシン	クラリス	200mg	400mg	毎晩1日2回
		アジスロマイシン水和物	ジスロマック	250mg	500mg	1日1回3日間投与
ニューキノロン系		オフロキサシン	タリビット	100mg	300〜600mg	1日2〜3回
		レボフロキサシン水和物	クラビット	100, 200mg	300〜600mg	1日2〜3回
		ロメフロキサシン塩酸塩	バレオン	100, 200mg	200〜600mg	1日2〜3回
その他	テトラサイクリン系	塩酸ミノサイクリン(錠剤)	ミノマイシン	100mg	100〜200mg	1日1〜2回
	ケトライド系	テリスロマイシン	ケテック	600mg	600mg	1日1回3日間投与
	ペネム系	ファロペネムナトリウム	ファロム	150, 200mg	450〜600mg	1日3回

＊商品によっては，単位が数種類ある

　多くの菌種に効果のある薬剤(例:フロモックス®，クラビット®，ジスロマック®)を投与した場合，効果のある菌種が少ない薬剤(ペニシリン系)に比べ，全身に生息する菌の耐性化への関与が大きくなる．画一的な投与法ではなく適材適所の考え方で，適切な種類と量の薬物を考慮しなければならない．

抗菌薬の種類

　抗菌薬は，①ペニシリン系，②セフェム系，③マクロライド系，④ニューキノロン系などに分類される(表19-1)．

　歯周外科治療後の予防投与には，第一選択薬をセフェム・ペニシリン系とし，ペニシリンアレルギー患者にはニューキノロン系やマクロライド系を選択すべきである．しかし，鎮静薬の非ステロイド系とニューキノロン系抗菌薬の併用は相互作用があるため慎むべきである．一方，マクロライド系は抗菌スペクトルが広く，副作用も比較的少ない．近年，アジスロマイシン水和物(ジスロマック®)の使用は，バイオフィルムを破壊することで注目されている．しかし，多種の薬物と相互作用があるので，予防投与の第一選択薬としては慎重に投与すべきである[5]．

抗菌薬の投与

(1) 高齢者の場合

　成人に比べ高齢者に配慮すべきことは，腎機能が低下していることである．そのため，抗菌薬の投与量を少なくし，基礎疾患がある場合は服用薬剤との相互作用を十分に考慮する必要がある．抗菌薬の多くが腎代謝であるため，腎疾患患者，または腎機能が低下しているケースでは，肝代謝のマクロライド系を使用する[5]．

(2) 妊娠および授乳中の場合

　一般に患者が妊娠および授乳中の場合，歯周外科治療は行わないことが多い．妊娠により母体は腎臓，肝臓ともに薬理作用が増強し，投与された薬物は胎盤などを介して胎児へと到達するため，胎児機能障害と催奇形性の問題が生じる．とくにテトラサイクリン系は胎児のエナメル質形成不全や着色歯の原因となり，ニューキノロン系は骨組織への影響が懸念されるので使用を控え，抗菌薬の必要性が高い場合はセフェム・ペニシリン系を第一選択薬とする[5]．

鎮痛薬の種類

　歯科領域で一般に使用される鎮痛薬としては非麻薬性ではアニリン系製剤と非ステロイド性鎮痛消炎薬(NSAIDs)がある．NSAIDsは酸性と塩基性の鎮痛消炎薬に分かれ，それぞれの作用機序や効果が異なるため，投薬の際には十分注意する必要がある[5]．歯科適応のある代表的な鎮痛薬を**表19-2**示す．術式および手術範囲にもよるが，頓用で5回分の処方で十分であることが多い．

鎮痛薬の投与

(1) 高齢者の場合

　加齢により諸臓器の機能は低下し，それに伴い薬物の吸収や代謝，排泄機能も低下していく．そのため，薬効の増大や作用時間の延長により副作用が生じやすくなる．また，高齢者はNSAIDsを使用する際に重篤な副作用を発現する場合もあるので，内科主治医への照会を含めた緊密な連携が必要である．アニリン系製剤は最も安心できる鎮痛薬ではあるが，副作用の発現には十分注意し，慎重な投与を心がける[5]．

表19-2　歯科適応のある代表的な鎮痛薬

分類		一般名	商品名	単位*	1回量	1日最大量
非ステロイド系	酸性　サリチル酸系	アスピリン ダイアルミネート配合剤	アスピリン バファリンA	500mg 330mg	500〜1500mg 660mg	4.5g 1.32g
	フェナム酸系	メフェナム酸	ポンタール	250mg	500mg	1.5g
	アリール酢酸系	インドメタシン ジクロフェナクナトリウム アンフェナクナトリウム	インドメタシン ボルタレン フェナゾックス	25mg 25mg 50mg	25mg 25〜50mg 50mg	75mg 100mg 200mg
	プロピオン酸系	フルルビプロフェン プラノプロフェン ロキソプロフェンナトリウム	フロベン錠 ニフラン ロキソニン	40mg 75mg 60mg	40mg 75mg 60mg	120mg 225mg 180mg
	オキシカム系	ピロキシカム アンピロキシカム	バキソ フルカム	20mg 27mg	20mg 27mg	20mg 27mg
	塩基性	チアラミド塩酸塩	ソランタール	100mg	100mg	300mg
アニリン系		アセトアミノフェン	カロナール	200mg	300〜1000mg	4.0g

＊商品によっては，単位が数種類ある

（2）妊娠および授乳中の場合

基本的には薬物投与は控えるべきである．とくに妊娠末期の場合，インドメタシンやロキソプロフェンなどの投与は禁忌である[5]．

含嗽剤の投与

歯周外科治療は縫合を伴う術式が多い．切開方法や縫合方法にもよるが，最低，抜糸までの術後1〜2週間ほど，手術部のブラッシングは避けるべきである．その際，含嗽薬の使用が必要となる．使用頻度の高いと思われる含嗽剤を表19-3に示す．殺菌作用がある含嗽剤としてグルコン酸クロルヘキシジンが有効であることが知られているが，日本で認可されている濃度では殺菌効果が不十分であるという報告もある．過敏症のある患者には使用禁忌である．

表19-3　代表的な含嗽剤

商品名	成分	使用法
ネオステリングリーン	100 mg 中：塩化ベンゼトニウム液 10％（2.00 g）	毎食後1日3回
イソジンガーグル	1 ml 中：ポビドンヨード 70 mg（有効ヨウ素として 7 mg）	
コンクール	グルコン酸クロルヘキシジン（0.05％未満） グリチルリチン酸モノアンモニウム 緑茶抽出成分	

20 抜糸の時期

抜糸の目安

　抜糸は術後約1〜4週間を目安に行うが，症例や治癒状態により抜糸の時期は変化するため，患者来院時に，歯周組織の治癒状態，腫脹の有無，縫合糸のたるみやゆるみなどをよく観察し，時期を決定する．

　キュレッタージ，新付着術では術後約1〜2週間で抜糸を行うが，歯肉剥離掻爬手術，メンブレンを使用した組織再生誘導法（GTR法），エムドゲイン®やリグロス®による再生療法の場合は，やや長期に経過観察し（術後2〜4週間），歯周組織の治癒が良好な場合に抜糸を行う．遊離歯肉移植術や結合組織移植術などの場合には，術後1〜3週間以上経過後に抜糸を行うことが多く，吸収性糸を使用した場合は，抜糸を行わない場合もある．

　いずれにしても，歯周外科治療直後から抜糸までの期間は，術部に対するブラッシングは禁止し，含嗽剤を使用させる．術直後のブラッシングは，膜の露出や糸の脱落の原因になるため要注意である．手術部位の歯冠や縫合糸へのプラークの付着量は，個人差が非常に多いため，抜糸までの期間は，歯冠および歯頸部に付着したプラークを機械的に除去し，常に清潔に保つことが重要である（図20-1, 2）．

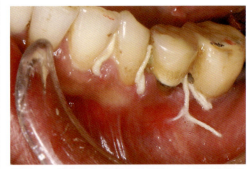

図20-1　縫合糸に付着するプラークが比較的多い場合

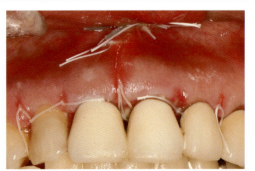

図20-2　縫合糸に付着するプラークが比較的少ない場合

症例1　下顎右側GTR法の抜糸

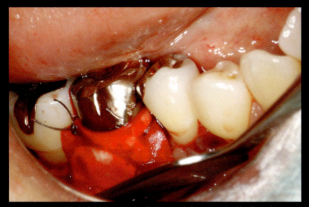

図20-3　下顎右側第一大臼歯根分岐部に吸収性膜を使用したGTR法を行った

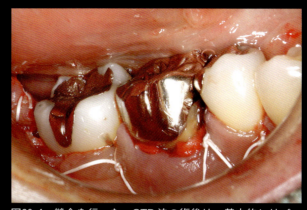

図20-4　縫合を行った．GTR法の術後は，基本的にはパックはしない

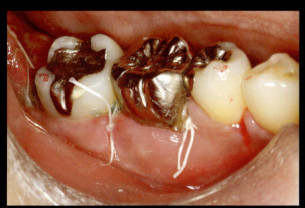

図20-5　術後1週．口腔内消毒を行い，治癒状況や疼痛の有無を確認する．必要があれば抗菌薬を再投与する

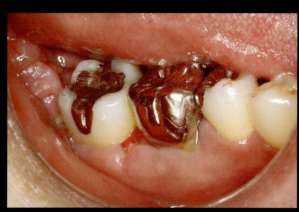

図20-6　術後2週．治癒状態は良好であり，抜糸を行った

＜再生療法を行った後の典型的な来院の時期＞

(1) 術後約1週間後に術部の消毒，プラーク除去，必要であれば咬合調整を行い，患者に腫脹および疼痛の有無を問診する．

(2) 治癒状態を観察後，再投薬が必要な場合は投薬を行う．

(3) 術後2〜4週間経過後，手術部位の消毒，プラーク除去を行い，手術部位の治癒が良好な場合には，抜糸を行う．

症例2　エムドゲイン® の抜糸

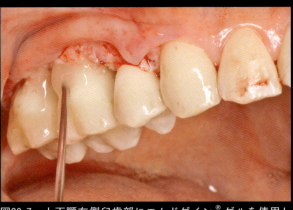

図20-7　上下顎右側臼歯部にエムドゲイン® ゲルを使用した再生療法を行った．上顎右側第一大臼歯頬側歯根面が血液で汚染される前にエムドゲイン® ゲルを塗布した

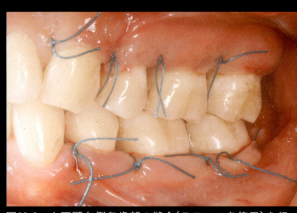

図20-8　上下顎右側臼歯部の縫合（テフロン糸使用）を行った（ミラー観）．エムドゲイン® を使用した再生療法の術後は，基本的にはパックはしない

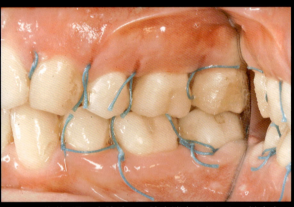

図20-9　術後1週の来院時，口腔内消毒を行った．縫合糸へのプラーク付着を認める

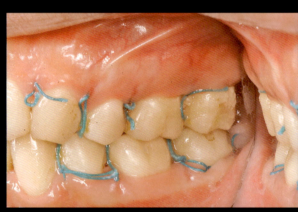

図20-10　術後2週．治癒状態は良好である．術直後と比べ，プラークの付着により縫合糸が太く見える

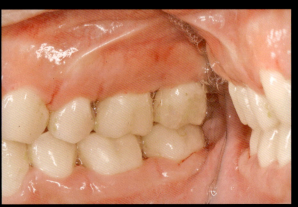

図20-11　術後2週目に抜糸を行った

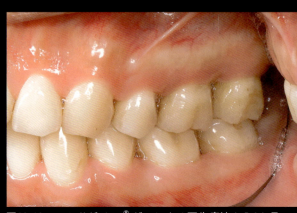

図20-12　エムドゲイン® ゲルによる再生療法から6か月

症例3　遊離歯肉移植術の抜糸

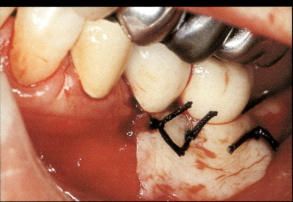

図20-13　下顎左側臼歯部インプラント頬側には角化歯肉が存在せず，遊離歯肉移植術を行った．遊離歯肉移植術後は，移植歯肉の移動などを防ぐため，歯周パックを行う

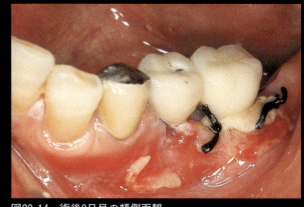

図20-14　術後8日目の頬側面観

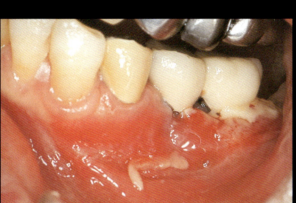

図20-15　術後8日目に抜糸を行った

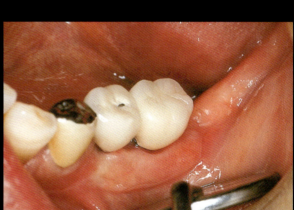

図20-16　術後1か月，頬側に幅の広い角化歯肉が獲得できた

※なお，患者が来院可能な日かどうかで抜糸日が決まることが多いため，治癒の状況に合わせて，術後1〜3週間以上経過後に抜糸を行うことが多い．

21 再評価の時期

再評価とは

初診からサポーティブペリオドンタルセラピー(SPT)またはメインテナンスに至る歯周治療の流れの中で，1つのステップから次のステップに移る段階での歯周病検査を再評価(検査)と呼ぶ．その段階ごとに治療効果を評価し，治療内容に修正を加え，または追加することで，患者を健康な状態に導くことができる．

再評価を実施する歯周治療の時期

具体的には，
① 歯周基本治療中(全顎のスケーリング終了後)
② 歯周基本治療終了後
③ 歯周外科治療後
④ 口腔機能回復治療後(修復・補綴治療後，矯正治療後，インプラント治療後など)
⑤ SPTまたはメインテナンス時に，
必要に応じてその効果を評価する際に行われる(図21-1)．

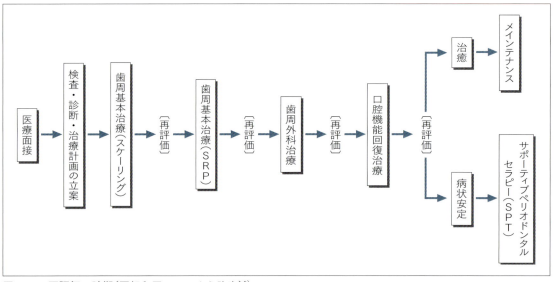

図21-1 再評価の時期(國松和司，2007より改変)[5]

歯周基本治療中および歯周基本治療終了後の再評価

意義：歯周基本治療の目的が，リスク因子の除去，炎症の軽減，口腔衛生の確立や咬合関係の改善などにあることから，これらがうまく改善されたか否かを再評価検査により判断することは重要である．「歯周病の診断と治療に関する指針」には，プラークコントロール，スケーリング，プラークリテンションファクターの除去および外傷性因子の除去や是正を行った後に，その治療効果を調べる目的で再評価（歯周病検査2）を行い，検査結果をもとに治癒か，さらにSRPまたは歯周ポケット搔爬が必要であるかを判定し，必要な場合は実施すると記載されている．また，次の再評価（歯周病検査3）は，歯周基本治療が一通り終了したときに行うと記載されている．

再評価項目：①プロービングポケット深さ，②Bleeding on probing（BOP），③歯の動揺度，④プラークコントロールレコード（PCR），⑤歯肉の炎症，⑥咬合，⑦根分岐部病変，⑧不良習癖などについて，それらの改善の程度を検査する．

再評価後の治療法の選択：再評価で改善がみられたときは次のステップに移るが，改善がみられなければ治療法の検討後，必要項目に対し再度歯周基本治療を行う．

歯周外科治療終了後の再評価

意義：歯肉の形態修正，プラークコントロールしやすい歯周環境の整備，歯周ポケットの除去や減少，歯周組織の再生などを目的として歯周外科治療を行うため，その後の良好なSPTを可能にできるか否かを含めて検査を行う．

再評価項目：歯周外科手術の目的に応じて再評価検査の項目も選別される．一般的に①プロービングポケット深さ，②Bleeding on probing（BOP），③歯の動揺度，④プラークコントロールレコード（PCR），⑤歯肉の形態や炎症症状の改善，⑥根分岐部病変などについて，それらの改善の程度を検査する．

再評価の時期：

①ブロック単位の再評価：全顎に及ぶ外科治療（歯肉切除術やフラップ手術など）を計画した場合，必ずしもすべての外科治療が終了するのを待って再評価する必要はなく，3分の1顎単位や手術開始時期順にブロック単位で再評価を行い（部分的再評価），次の治療ステップに進むことも多い[5]．

表21-1 歯周外科後の再評価の時期の目安（年齢を含む個体差で期間を調整すること）

	再評価の時期（目安）	理論的根拠
歯周ポケット搔爬術	3週	上皮化終了に7～10日
歯肉切除術	2か月	結合組織の治癒に約50日
フラップ手術	1か月	結合組織の治癒に1か月
歯周組織再生療法	6か月	再生治癒に6か月
歯肉弁側方移動術	2～3か月	コラーゲン線維の形成に2～3か月
遊離歯肉移植術	2か月	組織の成熟に1～1.5か月
歯肉弁根尖側移動術	2か月	組織の成熟に2か月

（國松和司，2007より引用）[5]

②治癒までの目安：歯周組織の治癒期間は，歯周外科治療の内容によって左右される．個人差も大きく，プラークコントロールの状態も治癒に影響を与える．表21-1に外科治療別に大まかな治癒期間の目安を紹介する．年齢や全身の健康状態などの個体差が大きいので，患者への応用に際しては，患者単位で行い，余裕を持った期間を設定する[5]．

再評価後の治療法の選択：再評価で改善がみられたとき，口腔機能回復治療が必要な場合は補綴治療やインプラント治療などへ，必要でない場合はSPTへと移行する．

口腔機能回復治療後の再評価

意義：補綴治療は，歯周組織が改善された後の咬合の改善や再構成，および咀嚼機能の改善や向上を目的として行うが，重度に喪失した歯周組織を対象として行う場合は，歯周補綴に対する高度な知識を必要とする．したがって安易な補綴設計は慎み，長期的視点に立った補綴物の装着を目指したい．そのためにも，再治療を必要としないかどうかの判断のために再評価検査行い，次のステップに進むことができるかを正しく判断する必要がある[5]．

再評価項目：①プロービングポケット深さ，② Bleeding on probing（BOP），③歯の動揺度，④プラークコントロールレコード（PCR），⑤咬合，⑥咀嚼機能，⑦審美性の改善，⑧顎関節症状の改善，⑨補綴物周囲のプラークコントロールなどについて検査する．

再評価後の治療法の選択：術前の咬合関係が複雑で，不安定である場合は，良好な咬合が得られるまで，プロビジョナルや最終補綴物を仮着して経過を観察するとよい．一定期間経過後，再評価検査を行い，良好な結果が得られた場合はSPTへと移行する．

SPT時の再評価
意義：歯周基本治療，歯周外科治療および口腔機能回復治療終了後の再評価時に，病状安定と判断された場合はSPTに移行する．そこで来院が途切れる患者と，定期的にSPTを継続する患者に分かれるが，両者では治療効果の維持に明らかな差がみられることから，定期的フォローアップが非常に重要である．歯周病は細菌感染症であり，再発の可能性が非常に高いことを考慮して，SPTまたはメインテナンスでの来院時には再評価検査を行う．

再評価項目：①プロービングポケット深さ，② Bleeding on probing（BOP），③歯の動揺度，④プラークコントロールレコード（PCR）などの検査，⑤咬合，⑥補綴物の再チェックなどを行う．

再評価後の治療法の選択：再評価で解決できていない問題点があれば，その改善を行う．問題点が改善できない場合は，その影響を最小限に止めるための治療を行い，その後，ふたたびSPTを継続する．

治療の終了と継続
治療の終了：歯肉炎および軽度歯周炎の一部では，メインテナンスでの術者による治療と患者の自己管理が確立し，臨床的に健康なレベルで歯周組織の状態が維持できるようになる．その場合は治療が終了となるが，理想的にはメインテナンスを継続することが望まれる．

治療の継続：中等度および重度歯周炎では，歯周治療により病状が安定しても再発の危険性が高いため，SPTを継続して行う．

22 メインテナンスとSPT

メインテナンスとサポーティブペリオドンタルセラピー（SPT）

　日本歯周病学会編「歯周病の診断と治療の指針2007」では，歯周病が治癒した後に行われる定期的治療をメインテナンス，病状安定後に，その状態を長期間持続させるための定期的治療をSPT（Supportive Periodontal Therapy）と定義している．SPTは歯周病安定期治療として保険導入されている．実際は，両者で行う治療内容はほぼ同じである．

SPT

　歯周基本治療，歯周外科治療，修復・補綴治療などの咬合機能回復治療後に，病状が安定したと判定された場合，安定した歯周組織の状態を，長期間持続させるために行う歯科医療従事者による専門的な定期的治療をSPTという．SPT時には口腔状態のみならず，全身状態を把握し，プラークコントロールの強化・指導や食生活指導などの生活習慣の改善指導を含んだ歯周病管理が必要である．

　なお，SPTの目的と内容を表22-1に，SPT間隔の決定要素を表22-2に示す．

メインテナンス

　メインテナンスは，歯周治療により治癒した歯周組織を長期間維持するための健康管理のことをいう．歯周病はプラークを主原因とする慢性持続性感染性疾患であり，治療によって得られた歯周組織の健康を保持し再発を防止するためには，患者が自発的に健康管理を行うセルフケア（ホームケア）と歯科医療従事者によるプロフェッショナルケア（専門的口腔ケア）が必要である．

　歯周病が治癒した後も患者コンプライアンスを維持するためには，定期的な受診を勧め，必要に応じた専門的口腔ケアを行うことが重要である．

表22-1　SPTの目的と内容

（1）コンプライアンス（患者の協力度）の維持
　・口腔清掃に関するモチベーション
　・患者教育の継続
　　問診やTBI時に生活習慣や，生活環境の変化，口腔内状態などを確認し，患者の現在の状態に合わせた指導を行う．

（2）アタッチメントレベルの維持
　・歯周病検査の継続
　　継続的な歯周病検査は，歯周病再発の早期発見につながる．
　・再治療の実施
　　歯周組織に異常が発見された場合，早期に治療を行うことで疾患の重篤化を防ぐ．
　・Professional Mechanical Tooth Cleaning（PMTC）の実施
　　バイオフィルムを除去しセルフケアを行いやすくする．

（3）齲蝕予防とその早期発見・早期治療
　　進行の早い根面齲蝕にとくに注意を払う．

（4）修復物，補綴物の管理
　　咬合状態の再確認，暫間固定などの再チェック

（5）全身管理状態の評価
　　全身の状態，服薬内容，生活習慣などを再確認し，改善すべき内容は指摘，指導する．また，必要に応じて医科に対診を行う．

表22-2　SPT間隔の決定要素

（1）患者のプラークコントロールレベル
　・コンプライアンスのレベル
　・プラークコントロールへの理解度とその技術（PCR値を参考にする）
　・プラーク付着因子の存在（歯列不整，口呼吸，不良補綴物，唾液の性質，歯冠・歯根・歯肉の形態不良など）

（2）患者背景
　・年齢，性別
　・家族歴
　・生活環境（仕事内容，育児，介護など）

（3）歯周組織の抵抗性
　・深い歯周ポケットや根分岐部病変の残存状態
　・歯周組織の残存量（付着歯肉の幅，残存歯槽骨量など）

（4）リスクファクターの有無
　・糖尿病などの全身疾患や喫煙習慣
　・ブラキシズムなどの咬合習癖の存在
　・プラーク細菌の病原性

（5）齲蝕活動度の高さ

（6）修復物や補綴物の量や複雑さ

SPT時の実施項目

（1）医療面接

前回の来院時と比較して，口腔内，全身状態，生活環境などに変化がないかを確認し問題点を発見する．とくに口腔内状態の変化は，患者の主観による訴えと口腔内の現状を比較することで，患者の口腔内に対する関心度を計ることができる．

（2）診査内容（視診，触診，エックス線写真）

＜口腔外診査＞

顔貌，顔色，発汗，むくみ，口唇，口角（潰瘍，水疱，びらん，色の変化など）

＜口腔内診査＞

①軟組織

歯肉（発赤，腫脹，退縮など），歯槽粘膜，頰粘膜，口蓋，口腔底，舌（痛みの有無），潰瘍，水疱，びらん，外傷，硬結，色の変化，隆起，形態異常，乾燥など

②硬組織

齲蝕，くさび状欠損，根尖病巣，暫間固定，修復物・補綴物の状態

（3）歯周病検査

①プロービングポケット深さ（PPD）とクリニカルアタッチメントレベル（CAL）の測定

長期間に渡るSPTでは，歯肉辺縁の高さの変化（歯肉退縮）が生じるため，PPD（Probing pocket depth）測定と同時に，セメント－エナメル境などの変化しない部位から挿入したプローブ先端までの距離であるCAL（Clinical attachment level）を測定することで，現在の歯周組織の状態を判断することができる．また，根分岐部病変にも注意を払う．

②プロービング時の出血（BOP）

BOP（Bleeding on probing）は，歯周病の疾患活動度を示しており，新たな治療が必要かどうかを選択するために重要な項目である．前回，前々回と前の値と比較しながら細かな変化に注意を払う．

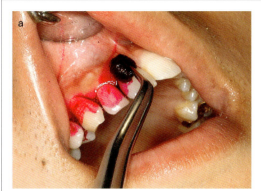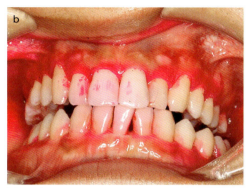

図22-1a, b　歯肉縁上のプラーク付着状態を歯垢染色液で染色し確認する

（4）プラーク付着状況の検査（PCR検査）

　歯肉縁上のプラーク付着状態を歯垢染色液で染色し，確認する．患者自身によるプラークコントロールをチェックすることで，患者のモチベーションの状態を計り，疾患の早期発見や再発防止，リコール間隔の決定につなげる（図22-1）．

（5）口腔衛生指導，刷掃指導

　PCR値，現在使用中の歯ブラシ，補助用具，使用方法，回数を再確認して指導を行う．

- 全顎的に磨けておらず炎症がある⇒再動機付け，再ブラッシング指導
- 部分的に磨けておらず炎症がある⇒補助清掃用具の導入
- 自己流のブラッシング方法になっている⇒ブラッシングテクニックの修正
- 磨き過ぎている⇒歯ブラシの選択，再ブラッシング指導

（6）スケーリング・ルートプレーニング，PMTC

（7）生活習慣改善指導

　リスクファクターとなる因子を発見し，改善するよう指導を行う．

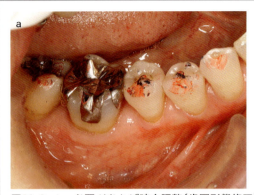
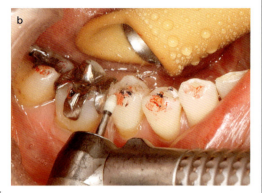

図22-2a, b　必要があれば咬合調整（歯冠形態修正）を行う

（8）咬合状態のチェック

　歯周病の進行に関係する大きな因子として咬合が考えられる．炎症，動揺，BOPなどの問題が起きている部位に対して，必ず咬合状態の確認を行い，必要があれば咬合調整（歯冠形態修正）を行う（図22-2）．

（9）エックス線写真

　初診，基本治療終了時，歯周外科手術前後，SPT開始時を基本とし，できるだけパノラマではなく，10枚法または14枚法でエックス線写真を（少なくとも2年に1度は）撮影し，骨レベルの確認だけでなく，齲蝕や根尖周囲の病変などの情報を得る（図22-3～5）．

（10）歯周病検査結果の説明とモチベーションの確認および再指導

　検査結果を細かく説明し，現在の口腔内状態に合わせた指導内容を立案，実行する．最後に，次回のSPTのアポイントを決定する．

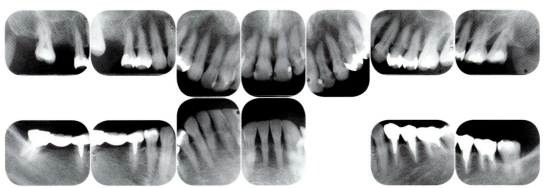

図22-3　初診時エックス線写真（2003年）．7｣遠心に歯肉縁下歯石，｜7近心に根尖付近までの楔状骨欠損，｜7および｜7近心に楔状骨欠損を認めた．

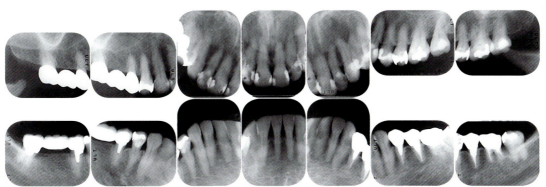

図22-4　SPT移行時エックス線写真（2005年）．初診時に認められた歯肉縁下歯石および楔状骨欠損はすべて改善した．｜7近心にはGTR法を実施した．

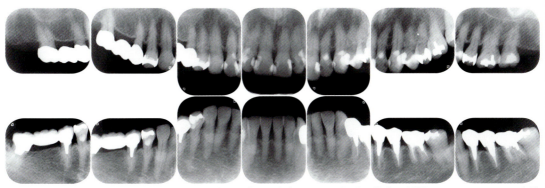

図22-5　SPT移行から10年経過エックス線写真（2015年）．SPT開始時の状態を維持しており，さらに歯槽硬線の明瞭化が認められる．

「歯周病だけじゃない SPT 中の口腔内・外の変化」

Case1： ご夫婦 2 人で歯周科に通院，長い治療期間を経て SPT へ移行した．SPT に移行し 3 年が過ぎたころ，ご主人が単身赴任で海外へ転勤になり，しばらく通えなくなるとのことだった．その間も妻は 3 か月に 1 度のペースで通院をしていた．妻の SPT 中には，海外でのご主人の生活ぶりや，1 人暮らしを楽しんでいる話しを聞いていた．1 年ほど過ぎた頃，ご主人が帰国することを聞き，妻の希望で帰国後すぐに予約を入れた．予約時間に現れた夫は元気そのもので，とくに異常があるようには見えなかった．問診中「何か気になっていることはありませんか？」の質問に「とくに何もなく体調も良い，口の中にも問題はなく，一生懸命歯ブラシもしていた．身体は元気だったけれど，海外での食事が合わずにとても苦労した」とのことであった．口腔内の状態を診てみると，一見問題があるようには見えなかったが，「食事が合わないのは好みの問題だけではないのでは？口の中に問題があるのかも？」と思い，口腔内をよく観察した．すると，舌辺縁に潰瘍ができていることに気づき，ただちに担当歯科医師に報告し検査をしたところ舌ガンであることがわかった．

　ご夫婦で通院していたこと，帰国後すぐに来院したこと，食事が合わず苦労したとの話しをただの好みと受け取らず，口腔内をよく観察したことで早期に舌ガンを発見でき，舌ガン手術から治癒までがスムーズに進んだ．発見から10年近く経った今も元気に通院している．

Case2： SPT に入って 5 年，親の介護のため 6 か月ほど来院できずにいた．ある日，患者より「左下の歯に違和感がある」との連絡があり，急患で来院．ポケット探針による検査をすると，左下 4 番遠心に深い PPD が認められた．「いつから違和感がありますか？入れ歯はお持ちですか？」と確認をすると「介護の疲れからか入れ歯を入れると顎が疲れるようになったので，最近は入れ歯を使用していない」とのことであった．治療開始当時より歯ぎしりや食いしばりがある患者であったため，破折を疑い担当歯科医師に報告，患者に破折の可能性を説明し，エックス線撮影後，歯肉を剥離し状態を確認すると歯根に破折線が認められた（図22-6）．

　患者に状態を説明し，歯根周囲を掻爬，スーパーボンドによる接着，咬合調整，義歯調整を行い，今後は義歯を必ず使用すること，2〜3 か月に 1 度は必ず口腔ケアを受けることを約束し，抜歯をせずに歯を保存することにした．処置後 2 年経過しているが違和感なく使用できている．

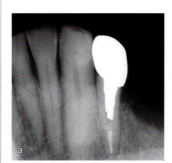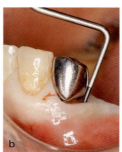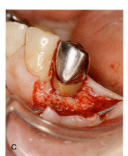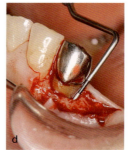

図22-6a〜d　┌4 遠心に深い PPD が認められた．エックス線撮影後，歯肉を剥離し状態を確認すると歯根に破折線が認められた

メインテナンスとSPT 22

Case3：治療中には補綴物について興味を持たなかったが，SPTに入った後「こんなにきれいになったのだからもっときれいにしたい」とモチベーションが上がり，補綴物を変えたいとの申し出があった．患者の納得がいく補綴物を検討し再治療を行った（図22-7）．

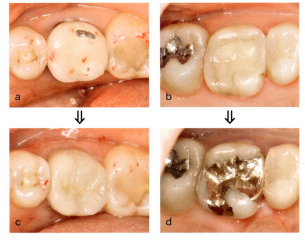

図22-7a〜d　患者の納得する補綴物を検討し，再治療を行った（a，b：補綴再治療前，c，d：補綴再治療後）

Case4：長期にわたり通院していた患者が，年齢とともに認知症や脳梗塞などを発症し，通院が困難になることも考えられる．
　通院困難な患者に対しても継続的なSPTが行えるよう，必要に応じて往診システムを確立し，環境を整える必要がある（図22-8）．

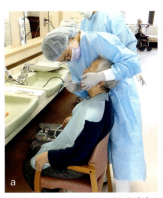
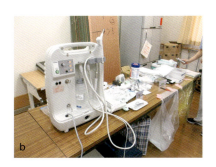

図22-8a, b　施設での診療（a）と往診用器具一式（b）

参考文献

1）Tarnow DP, Magner AW, Fletcher P. The effect of the distance from the contact point to the crest of bone on the presence or absence of the interproximal dental papilla. J Periodontol 63:995-996, 1992.

2）Miller PD Jr. A classification of marginal tissue recession. Int J Periodontics Restorative Dent 5:8-13, 1985.

3）O'Leary TJ, Drake RB, Naylor JE. The plaque control record. J Periodontol 43:38, 1972.

4）大島光宏．細胞培養法を用いたスケーリング・ルートプレーニングの効果に関する研究．日歯周病会誌 1:65-75, 1987.

5）國松和司．CHAPTER2 歯周外科の適応について，CHAPTER5 麻酔，CHAPTER8 歯肉切除術，CHAPTER14 縫合，CHAPTER16 術後の投薬，CHAPTER18 再評価の時期．In：小方頼昌, 國松和司. 失敗しない歯周外科 キュレッタージから再生療法まで. 東京：クインテッセンス出版，2007.

索 引

ア
アーカンサスストーン	29
アタッチメントレベル	9
アドソンティッシュプライヤー	36,136
アドレナリン	61
アニリン系鎮痛薬	145

イ
1次切開	78
インタープロキシマル	91
医療面接	156

ウ
Widman 改良法	78

エ
ENAP	67
Er：YAG レーザー	28
FGF2	110
FOP	78
MGJ	11
NSAIDs	144
SPT	150,154
SRP	26
エアスケーラー	28
エックス線写真	158
エナメルタンパク	100
エムドゲイン®	100
鋭匙型スケーラー	27
塩基性線維芽細胞成長因子	33
遠隔部位感染	142

オ
O'Leary のプラークコントロールレコード	12
オーシャンビンチゼル	38
オルバンファイル	38
往診用器具	161

カ
カークランドナイフ	37
カートリッジ式注射器	63
ガウンの着用	54
カストロビージョ型持針器	39,135
カッティングエッジ	29
下顎神経	57
替刃メス	37
鎌型スケーラー	27
含嗽剤	145

キ
キュレッタージ	66
キュレット型スケーラー	27
機械的歯面清掃	30
吸収性膜	90
局所麻酔製剤	60
局所麻酔薬	59

ク
クライルウッド型持針器	39
クリニカルアタッチメントレベル	156
グレーシーキュレット	27

ケ
ケトライド系抗菌薬	143
外科結び	137
血管収縮薬	61
血小板由来成長因子	33
結合組織移植術	120,126
結合組織性付着	10
懸垂縫合	139

コ
ゴールドマン・フォックスのポケットマーカー	73
コーンプライヤー	39,136
固定縫合	139

口腔衛生指導	16	歯周精密検査	6
口腔機能回復治療後の再評価	152	歯周組織再生療法	34
口腔前庭拡張術	120	歯周治療の流れ	8
交叉マットレス縫合	139	歯周パック	71,141
抗菌薬	143	歯周病検査	156
咬合状態のチェック	158	歯周ポケット掻爬術	66
骨整形	80	歯肉溝切開	79
骨切除	80	歯肉歯槽粘膜境	11
骨膜剥離子	37	歯肉歯槽粘膜外科手術	120
根分岐部病変	90	歯肉整形術	72
根面被覆	127	歯肉切除術	72
		歯肉退縮の分類	11
サ		歯肉退縮量	6
3次切開	78	歯肉剥離掻爬手術	78
サポーティブペリオドンタルセラピー	150,154	歯肉鋏	39
再生療法	34,90	歯肉辺縁切開	79
再評価	150	歯肉弁剥離法	79
		歯磨剤	21
シ		自家骨移植	88,94,106
CAL	156	持針器	39,134
GTR法	90	手指消毒	52
シックル型スケーラー	27	手術部位感染	142
シュガーマンファイル	38	手用スケーラー	27
シングルナロー	91	手用注射器	62
シングルワイド	91	術後感染症	142
歯冠長延長術	84	小帯切除術	120
歯間乳頭部	10	上顎神経	57
歯間ブラシ	18	上皮性付着	10
歯垢染色	12	新付着術	67
──剤	13	浸潤麻酔	64,69
歯根膜腔内麻酔用注射器	62		
歯周基本治療	8	**ス**	
──中および歯周基本治療後の再評価	151	スーパーフロス	31
歯周形成手術	34,120	スケーラー	27
歯周外科治療終了後の再評価	151	──の研磨	29
歯周外科治療の禁忌	33	スケーリング	26
歯周外科治療の種類	33	──・ルートプレーニング	26

水平切開	78	電動注射器	62
水平マットレス縫合	139		
垂直性骨欠損	90	**ト**	
垂直マットレス縫合	139	ドレーピング	50
		砥石	29
セ			
セフェム系抗菌薬	143	**ナ**	
セルフケア	154	内斜切開	78
生物学的幅径	10		
切開	79	**ニ**	
切除療法	34	2次切開	78
舌ブラシ	20	ニューキノロン系抗菌薬	143
洗口液	21	肉芽の除去	80
全層弁剥離法	79	妊娠および授乳中	144,145
専門的口腔ケア	154		
		ハ	
ソ		8の字縫合	83,139
組織再生誘導法	90	ハーシフェルトの骨膜剥離子	37
組織付着療法	34	バックナイフ	37
組織誘導膜	91	破骨鉗子	38
		歯の動揺度	6
タ		歯ブラシ	16
タフト型ブラシ	18	剥離	79
断続縫合	139	抜糸の目安	146
チ		**ヒ**	
注射器	37,62	BOP	6,156
注射針	63	BMP	100
超音波スケーラー	28	PCR	6,12
鎮痛薬	144	PDGF-BB	33
		PMTC	30
テ		PPD	156
TGF-β	100	PRP	32
テトラサイクリン系抗菌薬	143	ピンセット	36
デブライドメント	102	非ステロイド系鎮痛薬	145
デンタルIQ	22	表面麻酔薬	58
デンタルフロス	20	平川式上顎用破骨鉗子	38

フ

ファイル型スケーラー	27
ブーザーボーンチゼル	39
フェリプレシン	61
プラークコントロールレコード	6
プライヤー	135
ブラッシング指導	16, 23
フラップ手術	78
プリチャードの骨膜剥離子	37
プリロカイン	60
プロービング時の出血	156
プロービングポケット深さ	6, 156
プロピトカイン	60
プロフェッショナルケア	154
部分層弁剥離法	79

ヘ

ヘガール型持針器	135
ペニシリン系抗菌薬	143
ペネム系抗菌薬	143
ベルトホルダー	55

ホ

ホームケア	154
ポケット測定時の出血	6
ポケットマーカー	73
縫合糸	132
——用鋏	135
縫合針	132
縫合法	137

マ

マクロライド系抗菌薬	143
マチュー型持針器	134

ミ

Millerの歯肉退縮の分類	11
ミラー	36

メ

メインテナンス	154
メスホルダー	37
メピバカイン	60
滅菌クルム	40
滅菌グローブ	54

モ

モチベーション	22

ヤ

やすり型スケーラー	27

ユ

有鈎探針	36
遊離歯肉移植術	121

ヨ

予防的投与	142

ラ

ラップアラウンド	91

リ

Lindheの分類	90
リグロス®	110
リドカイン	60

ル

ルートプレーニング	26

レ

レーザー	28
連続歯間縫合	139
連続ロック縫合	139

【編著者略歴】

小方 頼昌(Yorimasa Ogata)

1984年 3月	日本大学松戸歯学部卒業
1988年 3月	東京医科歯科大学大学院歯学研究科修了
1988年 4月	日本大学助手 松戸歯学部 歯周病学講座
1991年 4月	日本大学講師 松戸歯学部 歯周病学講座
1992～1993年	カナダトロント大学歯学部 歯周生理学部門
2001年10月	日本大学教授 松戸歯学部 歯周病学講座
2005年 4月	日本大学教授 松戸歯学部 歯周治療学講座

＜所属学会・団体＞
日本歯周病学会(歯周病専門医・指導医)
日本歯科保存学会(保存治療認定医・指導医)
日本臨床歯周病学会(歯周病指導医・歯周インプラント指導医)
歯科基礎医学会
日本骨代謝学会
日本歯科薬物療法学会
International Association for Dental Research,
American Academy of Periodontology

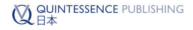

歯周外科 見て学んで始めるガイド
歯周基本治療から手技習得のポイント，術後のケアまで

2017年10月10日　第1版第1刷発行

編 著 者　小方頼昌(おがたよりまさ)

発 行 人　北峯康充

発 行 所　クインテッセンス出版株式会社
　　　　　東京都文京区本郷3丁目2番6号　〒113-0033
　　　　　クイントハウスビル　電話(03)5842-2270(代表)
　　　　　　　　　　　　　　　　(03)5842-2272(営業部)
　　　　　　　　　　　　　　　　(03)5842-2279(編集部)
　　　　　web page address　http://www.quint-j.co.jp/

印刷・製本　サン美術印刷株式会社

©2017　クインテッセンス出版株式会社　　禁無断転載・複写
Printed in Japan　　落丁本・乱丁本はお取り替えします
ISBN978-4-7812-0582-3 C3047　　定価はカバーに表示してあります